Bewegung und Sport gegen Burnout, Depressionen und Ängste

Viola Oertel
Silke Matura
Hrsg.

Bewegung und Sport gegen Burnout, Depressionen und Ängste

Mit 28 Abbildungen

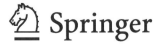

Herausgeber
Viola Oertel
Klinik für Psychiatrie, Psychosomatik
und Psychotherapie
Goethe-Universität Frankfurt
Frankfurt
Deutschland

Silke Matura
Klinik für Psychiatrie, Psychosomatik
und Psychotherapie
Goethe-Universität Frankfurt
Frankfurt am Main
Deutschland

Ergänzendes Material finden Sie unter http://extras.springer.com

ISBN 978-3-662-53937-8   ISBN 978-3-662-53938-5 (eBook)
DOI 10.1007/978-3-662-53938-5

Die Deutsche Nationalbibliothek verzeichnet diese Publikation in der Deutschen Nationalbibliografie; detaillierte bibliografische Daten sind im Internet über http://dnb.d-nb.de abrufbar.

© Springer-Verlag GmbH Deutschland 2017
Das Werk einschließlich aller seiner Teile ist urheberrechtlich geschützt. Jede Verwertung, die nicht ausdrücklich vom Urheberrechtsgesetz zugelassen ist, bedarf der vorherigen Zustimmung des Verlags. Das gilt insbesondere für Vervielfältigungen, Bearbeitungen, Übersetzungen, Mikroverfilmungen und die Einspeicherung und Verarbeitung in elektronischen Systemen.
Die Wiedergabe von Gebrauchsnamen, Handelsnamen, Warenbezeichnungen usw. in diesem Werk berechtigt auch ohne besondere Kennzeichnung nicht zu der Annahme, dass solche Namen im Sinne der Warenzeichen- und Markenschutz-Gesetzgebung als frei zu betrachten wären und daher von jedermann benutzt werden dürften.
Der Verlag, die Autoren und die Herausgeber gehen davon aus, dass die Angaben und Informationen in diesem Werk zum Zeitpunkt der Veröffentlichung vollständig und korrekt sind. Weder der Verlag, noch die Autoren oder die Herausgeber übernehmen, ausdrücklich oder implizit, Gewähr für den Inhalt des Werkes, etwaige Fehler oder Äußerungen. Der Verlag bleibt im Hinblick auf geografische Zuordnungen und Gebietsbezeichnungen in veröffentlichten Karten und Institutionsadressen neutral.

Zeichnungen Kap. 10: Claudia Styrsky
Zeichnungen Übungen: Christine Goerigk
Umschlaggestaltung: deblik Berlin
Fotonachweis Umschlag: © omgimages / Getty Images / iStock Nr. 86094873

Springer ist Teil von Springer Nature
Die eingetragene Gesellschaft ist Springer-Verlag GmbH Deutschland
Die Anschrift der Gesellschaft ist: Heidelberger Platz 3, 14197 Berlin, Germany

Vorwort

Körperliche Aktivität verbessert die körperliche und psychische Gesundheit. Daher ist ihre Integration in den Alltag für gesunde Personen zur primären Prävention wichtig, wie auch die nachhaltige Einbindung von körperlicher Aktivität in Therapiepläne von psychisch erkrankten Personen. Sportliche Bewegung ist als Therapiebaustein in einem multifaktoriellen Behandlungsplan empfehlenswert.

Dieser Ratgeber *Bewegung und Sport gegen Burnout, Depressionen und Ängste* richtet sich an all diejenigen, die gerne mehr Bewegung in ihren Alltag integrieren möchten, wie auch an Personen, die beruflich mit psychisch kranken Personen zu tun haben und sich für Sport und Bewegung als ergänzende Behandlungsmöglichkeit interessieren.

Wir wollen dazu anregen, dass Sie sich die Ziele, die Schwierigkeiten, aber auch die Lösungsmöglichkeiten bewusst machen, die im Zusammenhang von psychischer Gesundheit und Bewegung auftreten (Sektion I: „Psychische Gesundheit und körperliche Aktivität"). Wir möchten Ihnen einen Einblick in verschiedene psychische Erkrankungen geben und Möglichkeiten aufzeigen, die Krankheitssymptome mit Hilfe von Sport besser zu bewältigen oder – idealerweise – der Entstehung einer psychischen Erkrankung mit Hilfe von Sport entgegenzuwirken.

Im zweiten Abschnitt des Ratgebers (Sektion II: „Mein persönliches Motivationsmodell") bekommen Sie Tipps und Anregungen, wie Sie sich selbst zu mehr körperlicher Bewegung motivieren können, wie Sie Sport gezielt in Ihren Alltag integrieren können und wie Sie „Durchhänger" bewältigen. Es werden konkrete Übungen vorgestellt und nicht viel Zeit in Anspruch nehmen.

Damit Sie auch bei der praktischen Umsetzung nicht scheitern, zeigen wir Ihnen im dritten Abschnitt des Ratgebers (Sektion III: „Die praktische Umsetzung"), wohin Sie sich wenden können, wie Sie Ihre Sportart oder Ihre Alltagsbewegung auswählen und wie Sie Ihren Plan und Ihren Vorsatz umsetzen.

Viele Übungen und Arbeitsblätter finden Sie ergänzend in den Online-Materialien. Diese stehen für Sie unter extras.springer.com unter Eingabe der ISBN 978-3-662-53937-8 zum Download bereit. Sie können sie nutzen, wenn Sie die besprochenen Inhalte des Ratgebers ausprobieren und üben wollen.

Ideen und Impulse für das Schreiben dieses Ratgebers bekamen wir durch die Durchführung von verschiedenen Forschungsprojekten, bei denen Personen mit psychischen Problemen regelmäßiges Sporttraining erhielten und wir die Effekte gezielt untersuchen. Dabei stellten wir fest, welche Freude es bereitet, das bestehende Therapieangebot durch Sportprogramme zu erweitern. Gleichzeitig wurde uns auch bewusst, dass es nicht so einfach ist, nach Beendigung des Sportprogramms weiter dranzubleiben, alleine weiterzutrainieren. Es stellten sich viele Fragen: „Wo wende ich mich hin?", „Wie kann ich dranbleiben?", „Was mache ich, wenn es mir wieder schlechter geht?"

Aus diesem Grund wollten wir Ihnen einen Ratgeber an die Hand geben, der zum einen interdisziplinäres Wissen über die Ziele und Effekte von körperlicher Aktivität bei psychischen

Problemen vermittelt, zum anderen aber auch viel praktisches Wissen, das unsere Autoren aus der psychotherapeutischen, ärztlichen, pflegerischen und sportwissenschaftlichen Sicht gewonnen haben. Und natürlich fließt auch die eigene Erfahrung mit dem inneren Schweinehund mit ein!

Wir wünschen Ihnen Spaß und Freude und Anregungen zum Nachdenken beim Schmökern im Ratgeber. Wenn Sie das Gefühl haben, das eine oder andere mal ausprobieren zu wollen, würden wir uns freuen. Für Anregungen und Verbesserungsvorschläge für zukünftige Auflagen sind wir dankbar.

In diesem Moment, wenn Sie gerade das Vorwort lesen, sitzen sie vielleicht auf Ihrer Couch. Stimmt das? Dann legen Sie doch den Ratgeber weg oder machen den Computer aus, stehen Sie auf und gehen Sie nach draußen, einen Spaziergang machen. Wenn Sie zurückkehren, belohnen Sie sich!

Viola Oertel
Silke Matura
Frankfurt, im Sommer 2017

Inhaltsverzeichnis

I Psychische Gesundheit und körperliche Aktivität

1 Körperliche Aktivität 3
Josef Wiemeyer, Frank Hänsel
- 1.1 Einleitung: Was ist körperliche Aktivität? 4
- 1.2 Welche Arten körperlicher Aktivität werden unterschieden? 5
- 1.3 Warum ist körperliche Aktivität wichtig? 6
- 1.4 Wer ist wie körperlich aktiv? 8
- 1.5 Wie kann ich meine körperliche Aktivität und Fitness messen? 8
- Literatur 10

2 Psychische Gesundheit 13
Katharina Cless, Silke Matura
- 2.1 Einleitung: Was heißt psychische Gesundheit? 14
- 2.2 Definition von psychischer Gesundheit 14
- Literatur 17

3 Psychische Störungen 19
Dominik Kraft, Silke Matura, Katharina Cless
- 3.1 Einleitung: Depressionen, Burnout und Ängste 20
- 3.2 Depression 20
- 3.3 Burnout 22
- 3.4 Angsterkrankungen 23
- 3.4.1 Panikstörung 23
- 3.4.2 Soziale Angststörung 24
- Literatur 25

4 Psychische Probleme und Bewegungsverhalten 27
Viola Oertel, Tobias Engeroff, Miriam Bieber, Tarek Al-Dalati, Silke Matura
- 4.1 Einleitung: Meine Psyche und meine Bewegung 28
- 4.2 Niedergeschlagene Stimmung 28
- 4.3 Demotivierende Gedanken 29
- 4.4 Energielosigkeit 30
- 4.5 Ängste 30
- 4.6 Mangel an Selbstvertrauen 31
- Literatur 32

5 Körperliche Aktivität als Therapieform 33
Johannes Fleckenstein
- 5.1 Einleitung: Warum körperliche Aktivität „gut" ist 34
- 5.2 Körperliche Aktivität zum richtigen Zeitpunkt 34
- 5.2.1 Was ist präventive Bewegung? 34
- 5.2.2 Körperliche Aktivität als Therapiebaustein 35
- 5.3 Körperliche Aktivität im therapeutischen Alltag 36

5.4	Körperliche Aktivität: Was kann ich selber tun?	36
5.5	Körperliche Aktivität in der Therapieeinrichtung	37
5.6	Körperliche Aktivität: Empfehlungen für die psychische Gesundheit	37
	Literatur	38

6 Transfer in den Alltag ... 39
Katharina Cless

6.1	Einleitung: Der Transfer von Bewegung	40
6.2	Erlernen neuer Verhaltensweisen und Transfer in den Alltag	40
6.2.1	Analyse der Schwierigkeiten	41
6.2.2	Lösungsmöglichkeiten	42
	Literatur	44

7 Zusammenfassung: Psychische Gesundheit und körperliche Aktivität ... 45
Viola Oertel, Silke Matura

II Mein persönliches Motivationsmodell

8 Sich selbst motivieren: Mein persönliches Motivationsmodell ... 51
Daniela Schmidt, Tarek Al-Dalati, Viola Oertel

8.1	Einleitung: Aller Anfang ist schwer	52
8.1.1	Das Motivationsprozessmodell von Fuchs (2007)	52
8.2	Mein persönliches Motivationsmodell	53
	Literatur	56

9 Mein Bewegungszustand unter der Lupe ... 57
Esra Görgülü

9.1	Einleitung: Mein Bewegungsverhalten	58
9.2	Messmethoden sportlicher Aktivitäten	58
9.2.1	Eingangserhebung: Mein Bewegungsverhalten und meine Bewegungsbiographie	58
9.2.2	Mein Bewegungsverhalten	59
9.2.3	Meine persönliche Bewegungsbiografie	59
9.2.4	Bewegungstagebücher	59
9.2.5	Schrittzähler (Pedometrie)	59
9.2.6	Mobile Gesundheits-Apps	60
9.2.7	Akzelerometrie	60
9.2.8	Medizinische Abklärung	60
	Literatur	60

10 Ziele setzen ... 63
Valentina Antonia Tesky-Ibeli

10.1	Einleitung: Aller Anfang ist… eine Herausforderung!	64
10.1.1	Sarah & Moritz: Zwei Fallgeschichten	64
10.1.2	Persönliche Ziele setzen	64
10.2	Es geht los: Bilanz ziehen	65
10.3	Es wird konkret: Ziele SMART formulieren	66
10.3.1	Spezifisch: Ist mein Ziel konkret, kann ich es beschreiben?	67

Inhaltsverzeichnis

10.3.2	Messbar: ist mein Ziel überprüfbar?	67
10.3.3	Attraktiv: Ist mein Ziel interessant und anziehend für mich?	67
10.3.4	Realistisch: Ist mein Ziel umsetzbar, d. h., nicht zu schwierig?	67
10.3.5	Terminiert: Ist mein Ziel absehbar?	67
10.4	**Letzter Schritt: Einstellung überprüfen**	68
	Literatur	70

11	**Barrieren erkennen**	71
	Tarek Al-Dalati	
11.1	**Einleitung: „Impfung gegen Barrieren"**	72
11.2	**Negative Konsequenzerwartungen**	73
11.3	**Situative Barrieren**	73
11.4	**Psychische Barrieren**	74
11.4.1	Ängste	74
11.4.2	Soziale Ängste/Unsicherheiten	74
11.4.3	Angst vor negativer Bewertung/Blamage	75
11.4.4	Selbstbeobachtung	75
11.4.5	Agoraphobie und Panikattacken	75
11.4.6	Fehlinterpretation von Körpersignalen	75
11.4.7	Niedergeschlagene Stimmung	76
11.4.8	Demotivierende Gedanken	76
11.4.9	Energielosigkeit/Antriebshemmung	76
11.4.10	Mangel an Selbstvertrauen	77
	Literatur	77

12	**Barrieren überwinden**	79
	Tarek Al-Dalati, Miriam Bieber, Daniela Schmidt, Viola Oertel	
12.1	**Einleitung: Barrieren und Motivationshilfen**	80
12.2	**Strategien zur Überwindung von Barrieren**	80
12.2.1	Steigerung der Selbstwirksamkeit	80
12.2.2	Steigerung der Handlungskontrolle	82
12.2.3	„Äußere" Strategien	84
	Literatur	86

13	**Erfolg sichtbar machen**	87
	Tarek Al-Dalati, Frank Hänsel	
13.1	**Einleitung: Motivation „vorziehen"**	88
13.2	**Erfolg visualisieren … aber welchen?**	88
13.3	**Erfolg visualisieren … aber wie?**	88
13.3.1	Der Trainingsplan	88
13.3.2	Die elektronische Überprüfung	89
13.3.3	Belohnungsplan	89
13.4	**Aus der Erfahrung lernen**	90
13.4.1	Gelassenheit lernen	90
13.4.2	Die Rückmeldeschleife	90
13.5	**Erfolg visualisieren … was muss man besonders bei psychischen Symptomen beachten?**	91
13.5.1	Besonderheiten bei Antriebsstörungen und gedrückter Stimmung	91

13.5.2	Besonderheiten bei Ängsten	91
	Literatur	92
14	**Zusammenfassung: Mein persönliches Motivationsmodell**	**93**
	Viola Oertel, Silke Matura	
14.1	Einleitung: Aller Anfang ist schwer – der Start	94
14.2	Zeitmanagement	94
14.3	Der Trainingsplan	94
14.4	Selbstverpflichtung	95
	Literatur	96

III   Die praktische Umsetzung

15	**Bewegungsformen: Empfehlungen**	**99**
	Eszter Füzéki, Winfried Banzer	
15.1	Einleitung: Bewegung früher und heute	100
15.2	Gesundheitseffekte von Bewegung	100
15.3	Bewegungsformen	101
15.3.1	Was ist ausdauerorientierte Bewegung?	101
15.3.2	Wie lässt sich die Muskulatur stärken?	101
15.3.3	Was ist moderate bzw. hohe Intensität?	101
15.4	Wie kann ich im Alltag Bewegung einbauen?	102
15.4.1	Gehen	102
15.4.2	Interval Walking Training	102
15.4.3	Treppensteigen	102
15.4.4	Unterbrechen von Sitzen	102
15.5	Aktuelle Empfehlungen	103
	Literatur	103
16	**Sportliche Aktivität: Mein Sporttyp**	**105**
	Miriam Bieber, Andreas Bernardi, Josef Wiemeyer	
16.1	Einleitung: Die Qual der Wahl	106
16.2	Welcher Sporttyp bin ich?	106
	Literatur	109
17	**Sportliche Aktivität: Auswahl passender Sportarten**	**111**
	Miriam Bieber, Daniela Schmidt, Josef Wiemeyer	
17.1	Einleitung: Wie finde ich eine passende Sportart?	112
17.2	Auswahlkriterien für eine Sportart	112
17.2.1	Art der körperlichen Aktivität	112
17.2.2	Abklärung medizinischer Kontraindikationen	114
17.2.3	Abklärung psychischer Kontraindikationen	114
17.2.4	Auswahl nach Spaß und Freude	115
17.2.5	Äußere Faktoren	116
17.2.6	Schnuppern und Ausprobieren!	116
17.2.7	Wie finde ich das geeignete Training für mich?	116
	Literatur	118

18	**Bewegungen für zwischendurch: 15-Minuten-Tipps** 119	
	Pia Mehler, Claudia Schmied	
18.1	Einleitung: Wenn Sport im Verein zu viel ist 120	
18.2	Hilfe bei der Auswahl... 120	
18.3	Die Übungen.. 120	
18.3.1	In den Tag starten 120	
18.3.2	In der Mittagspause 123	
18.3.3	Für ein Frischegefühl 123	
18.3.4	Während des Wartens (in der Schlange, an der Bahnstation oder in der Bahn) 124	
18.3.5	Achtsam sein in der Bewegung... 125	
18.3.6	Anti-Ärger-Programm 125	
18.3.7	Den Tag abschließen 126	
	Literatur.. 126	
19	**Das passende Sportangebot bei psychischen Problemen** 127	
	Miriam Bieber	
19.1	Einleitung: Worauf muss ich achten, bevor ich beginne?............................... 128	
19.2	Indikationen und Kontraindikationen 128	
19.3	Entscheidungshilfen zur Auswahl passender Sportarten................................ 128	
19.3.1	Auswahl des Sportvereins.. 128	
19.3.2	Vor- und Nachteile von Sportangeboten im Einzel- oder Teamsport 129	
19.3.3	Gruppentauglichkeit 130	
19.3.4	Auswahl nach Symptomen und Beschwerden... 130	
	Literatur.. 131	
20	**Zusammenfassung: Die praktische Umsetzung**......................... 133	
	Silke Matura, Viola Oertel	

Eingangstest: Meine Fitness unter der Lupe

Esra Görgülü, Josef Wiemeyer

Lernziele
- Lernen Sie verschiedene Komponenten von Fitness kennen.
- Lernen Sie Ihren Fitnesszustand kennen.

Einleitung: Prüfe deine Fitness

Der nachfolgende Fitnesstest gibt Ihnen einen Überblick über Ihre Flexibilität (Beweglichkeit), Ihre Kraft, Ihre Koordinations- sowie Ihre Ausdauerleistungsfähigkeit. Ordnen Sie Ihre Fitnesskomponenten je nach Ergebnis einer der drei Stufen A, B oder C zu. Die Auswertung der Stufen erfolgt immer am Ende einer Einheit.

> Es ist ratsam, dass Sie sich vor dem Durchführen des Fitnesstests aufwärmen. Lockern Sie Ihre Verspannungen und dehnen Sie Ihre Muskulatur, indem Sie zum Beispiel Ihre Arme kreisen lassen oder Ihr Bein nach hinten anwinkeln, um Ihren Oberschenkel zu dehnen. Sie können auch die 15-Minuten-Tipps aus ▶ Kap. 18 nutzen. Wenn Sie sich aufgelockert fühlen und Ihre Muskeln warm sind, können Sie mit dem Fitnesstest beginnen.

Flexibilität

Finger-Boden-Abstand (Rühl 2009, 2010)

Fähigkeitsbereich/Aufgabenstruktur	Beweglichkeit der Körperrückseite
Vorbereitung/Materialien	Zollstock senkrecht auf den Boden stellen
Durchführung	Stellen Sie sich zunächst mit geschlossenen Beinen und durchgestreckten Knien aufrecht hin und versuchen Sie sich anschließend so weit wie möglich in Richtung Boden zu beugen. Lassen Sie hierbei die Knie gestreckt. Lesen Sie nun den Abstand Ihrer Finger zum Boden ab.
Auswertung	☐ Stufe A: >25 cm Abstand zum Boden ☐ Stufe B: 5–25 cm Abstand zum Boden ☐ Stufe C: Sie berühren den Boden

Ausschultern an der Wand (Rühl 2009)

Fähigkeitsbereich/Aufgabenstruktur	Beweglichkeit der Brustwirbelsäule und des Schulterbereichs
Vorbereitung/Materialien	Eventuell ein Kissen
Durchführung	Stellen Sie sich mit dem Rücken an die Wand und achten Sie hierbei darauf, dass die Fersen ca. 1½ Fußlängen von der Wand entfernt sind. Ihr gesamter Rücken sowie Ihr Gesäß bleiben während der Übung an der Wand. Versuchen Sie nun die Hände mit nahezu gestreckten Armen über Ihrem Kopf an die Wand zu bringen.
	Falls Sie ein Hohlkreuz haben, legen Sie ein Kissen als Puffer zwischen Ihren Rücken und die Wand.
Auswertung	☐ Stufe A: Sie berühren mit Ihren Händen bzw. Fingern nicht die Wand, Rücken und Gesäß haben keinen vollständigen Kontakt mit der Wand
	☐ Stufe B: Sie berühren mit Ihren Händen bzw. Fingern nicht die Wand, Rücken und Gesäß haben jedoch vollständig Kontakt mit der Wand
	☐ Stufe C: Sie berühren mit Ihren Händen bzw. Fingern die Wand und lösen dabei nicht den Kontakt von Rücken und Gesäß mit der Wand

Stufe A: Der bequeme Typ
Sollten Sie bei einer Übung die Stufe A angekreuzt haben, so ist Ihre Beweglichkeit bzw. Flexibilität dringend verbesserungswürdig. In diesem Sinne ist es für den Anfang sicherlich hilfreich, wenn Sie sich bewusst kleine Bewegungsinseln schaffen und versuchen, die Übungen mit Alltagsaktivitäten, wie z. B. dem Schuhebinden im Stehen, zu verknüpfen. Lassen Sie Ihrer Kreativität freien Lauf und entdecken Sie den Spaß an der Bewegung!

Stufe B: Der talentierte Typ
Sollten Sie bei einer Übung B angekreuzt haben, so haben Sie eine Beweglichkeit im akzeptablen Normalbereich. Allerdings hat Ihre Flexibilität noch gut Luft nach oben! Sicherlich ist es hilfreich, wenn Sie die Übungen immer wieder wiederholen. Sie werden schon bald eine Steigerung spüren!

Stufe C: Schlangenmensch
Sollten Sie bei einer Übung die Stufe C angekreuzt haben, so sind Sie sehr beweglich. Fantastisch! Wenn Sie Spaß daran haben, sich weiter zu fordern, dann versuchen Sie doch mal, im Stehen mit dem Kopf die gestreckten Knie zu berühren oder sich rückwärts bis in die Brücke abzubeugen.

Kraft

Seitliches Hin- und Herspringen

Fähigkeitsbereich/Aufgabenstruktur	Koordination unter Zeitdruck, dynamische Kraftausdauer der Bein- und Hüftstrecker, Schnelligkeit
Vorbereitung/Materialien	Seil, Stoppuhr, Klebeband
Durchführung	Legen Sie ein Seil auf den Boden und befestigen Sie es mit einem Klebeband.
	Springen Sie nun in 60 s möglichst schnell seitlich beidbeinig über das Seil, ohne es zu berühren.
Auswertung	☐ Stufe A: <45 Sprünge
	☐ Stufe B: 45–75 Sprünge
	☐ Stufe C: >75 Sprünge

Eingangstest: Meine Fitness unter der Lupe

Liegestütz (Rühl 2009, 2010)

Fähigkeitsbereich/Aufgabenstruktur	Dynamische Kraftausdauer der Schulter-, Arm- und Brustmuskulatur
Vorbereitung/Materialien	Eventuell eine Matte
Durchführung	Positionieren Sie sich mit den Händen schulterbreit auf dem Boden bzw. auf einer Matte und stemmen Sie mit den Armen den Oberköper hoch. Bilden Sie mit Ihrem Körper von Kopf bis Fuß eine gerade Linie. Falls Ihnen das schwerfällt, dürfen Sie die Knie anwinkeln. Senken Sie nun Ihren Oberkörper bis kurz vor den Boden ab, halten Sie kurz in dieser Position inne und richten Sie sich anschließend wieder auf. Achten Sie stets darauf, Ihren Körper in einer Linie zu halten, und zählen Sie die Wiederholungen, die Sie am Stück schaffen.
Auswertung	☐ Stufe A: <8 Wiederholungen ☐ Stufe B: 8–20 Wiederholungen ☐ Stufe C: >20 Wiederholungen

Aufrichter (Rühl 2009)

Fähigkeitsbereich/Aufgabenstruktur	Statische Kraftausdauer der Bauchmuskulatur
Vorbereitung/Materialien	Bücherstapel, Stoppuhr
Durchführung	Errichten Sie einen 50 cm hohen Turm aus Büchern oder einem Material Ihrer Wahl. Legen Sie sich nun mit angewinkelten Knien vor den Stapel, so dass Ihre Fußspitzen den Stapel leicht berühren, und heben Sie Ihren Oberkörper so weit, dass Sie den obersten Buchrücken sehen können. Wichtig ist, dass Sie Ihren unteren Rücken am Boden liegen lassen. Messen Sie die maximale Zeit, die Sie diese Position halten können.
Auswertung	☐ Stufe A: <11 s ☐ Stufe B: 11–14 s ☐ Stufe C: >14 s

Halteübung mit Gewicht

Fähigkeitsbereich/Aufgabenstruktur	Kraftausdauer der Arme/Schulter
Vorbereitung/Materialien	2 × 1 l- oder 0,7 l-Flaschen (gefüllt)
Durchführung	Halten Sie in jeder Hand eine Flasche und heben Sie hierbei die Arme rechts und links waagerecht an. Atmen Sie ruhig ein und aus. Messen Sie die maximale Zeit, die Sie in dieser Position verweilen können.
Auswertung	☐ Stufe A: 0–15 s ☐ Stufe B: 15–30 s ☐ Stufe C: 30–60 s

Stufe A: Gänseblümchen
Sollten Sie bei einer Übung die Stufe A angekreuzt haben, so ist Ihre Kraft dringend verbesserungswürdig. Versuchen Sie doch einmal, die Übungen mit Alltagsaktivitäten wie dem Tragen von Einkäufen zu verknüpfen. Oder versuchen Sie mal, auf einem Stuhl sitzend ohne Hilfe der Arme aufzustehen. Sie werden merken, dass man die Kraft auch im Alltag gut trainieren kann.

Stufe B: Der bemühte Typ
Sollten Sie bei einer Übung B angekreuzt haben, so konnten Sie durchschnittlich viel Kraft aufbringen. Allerdings hat Ihre Kraft noch gut Luft nach oben! Sicherlich ist es hilfreich, wenn Sie die Übungen mindestens dreimal wöchentlich 30 mir wiederholen. Sie werden eine deutliche Kräftigung Ihrer Muskulatur wahrnehmen.

Stufe C: Herkules
Sie haben überdurchschnittliche Kraft. Fantastisch! Um Ihre Fähigkeiten zu optimieren, können Sie die Übungen mit schwereren Gewichten oder längeren Zeiten ausführen. Auch eine Kombination wie die Halteübung mit Gewichten im Einbeinstand ist denkbar und fordert Sie zusätzlich!

Koordination

Einbeinstand

Fähigkeitsbereich/Aufgabenstruktur	Koordination bei Präzisionsaufgaben: Standgleichgewicht einbeinig
Vorbereitung/Materialien	Seil, Klebeband, Stoppuhr
Durchführung	Stellen Sie sich mit einem Bein Ihrer Wahl auf ein doppelt gelegtes, mit Klebeband am Boden fixiertes Seil (möglichst ohne Schuhe). Halten Sie das andere Bein für 60 s in der Luft.
	Ausgleichbewegungen mit den Armen sind erlaubt. Wenn Sie kurzfristig das angehobene Bein auf dem Boden absetzen müssen, sollten Sie anschließend sofort wieder den Einbeinstand einnehmen.
	Zählen Sie die Bodenkontakte mit dem angehobenen Bein während einer Minute.
Auswertung	☐ Stufe A: mehr als 5 Bodenkontakte
	☐ Stufe B: 1–5 Bodenkontakte
	☐ Stufe C: kein Bodenkontakt

Achterkreisen (Rühl 2009)

Fähigkeitsbereich/Aufgabenstruktur	Koordination bei Präzisionsaufgaben: Standgleichgewicht einbeinig
Vorbereitung/Materialien	2 × 1,5 l-Flaschen
Durchführung	Platzieren Sie zwei Flaschen auf den Boden und stellen Sie sich seitlich-mittig, im Abstand von ca. 40 cm vor diese Flaschen. Beschreiben Sie nun mit einem nahezu gestreckten Bein um die beiden Flaschen herum 5-mal eine Acht (Achterkreise), ohne dass Sie die Flaschen berühren oder das Bein auf den Boden absetzen.
	Sie haben zwei Versuche. Der bessere Versuch wird bewertet.
Auswertung	☐ Stufe A: Flaschen werden berührt, Bodenkontakt
	☐ Stufe B: Flaschen werden berührt, aber kein Bodenkontakt
	☐ Stufe C: Flaschen werden nicht berührt und kein Bodenkontakt

Eingangstest: Meine Fitness unter der Lupe

Stufe A: Hampelmann
Sollten Sie bei einer Übung die Stufe A angekreuzt haben, so ist Ihre Koordinationsfähigkeit dringend verbesserungswürdig. Lassen Sie Ihrer Kreativität freien Lauf und probieren Sie beispielsweise Übungen wie Treppen hinabgehen, ohne sich festzuhalten, oder auf einem Bein stehen, ohne sich festzuhalten. Mit der Zeit können die Übungen dann komplexer gestaltet werden.

Stufe B: Der gemütliche Typ
Sollten Sie bei einer Übung B angekreuzt haben, so ist Ihre Koordinationsfähigkeit im akzeptablen Normalbereich. Wiederholen Sie gerne diese Übungen oder testen Sie neue Übungen wie einen Purzelbaum schlagen oder im schnellen Gehen einen Ball prellen.

Stufe C: Jongleur/in
Sie besitzen eine überdurchschnittlich gute Koordination. Probieren Sie gerne etwas komplexere Übungen wie freihändig mit dem Fahrrad um eine Kurve fahren oder ein Rad schlagen. Es wird Ihnen Freude bereiten zu sehen, wie präzise Ihre Koordination ist!

Ausdauer

Auf der Stelle laufen (Rühl 2009)

Fähigkeitsbereich/Aufgabenstruktur	Messung der aeroben Ausdauerleistungsfähigkeit
Vorbereitung/Materialien	Stoppuhr
Durchführung	Laufen Sie 6 min lang ohne Pause auf der Stelle. Versuchen Sie dabei ruhig zu atmen, denn Sie sollten in der Lage sein, sich unterhalten zu können.
Auswertung	☐ Stufe A: 6 min auf der Stelle gelaufen und mehrmals zwischendurch abgebrochen
	☐ Stufe B: 6 min auf der Stelle gelaufen und einmal zwischendurch abgebrochen
	☐ Stufe C: 6 min auf der Stelle gelaufen, ohne zwischendurch abzubrechen

Stufe A: Pantoffelheld
Sollten Sie bei dieser Übung die Stufe A angekreuzt haben, so ist Ihre Ausdauerleistungsfähigkeit dringend verbesserungswürdig. Versuchen Sie täglich z. B. um mehrere Blocks flott zu gehen oder mehrere Treppen hochzugehen, ohne sich dabei auszuruhen. Ihre Ausdauer wird sich merklich verbessern!

Stufe B: Der gemächliche Typ
Sollten Sie bei dieser Übung B angekreuzt haben, so haben Sie eine durchschnittlich gute Ausdauer. Sicherlich ist es hilfreich, wenn Sie versuchen, Ihre Ausdauer auf diesem Level zu halten oder gar zu steigern, indem Sie beispielsweise zweimal wöchentlich zwei Kilometer schnell gehen, ohne sich auszuruhen, oder 30 min ohne Pause joggen (ca. 5 km).

Stufe C: Marathonläufer
Sie besitzen eine überdurchschnittlich gute Ausdauer. Wie wäre es mit neuen Zielsetzungen wie z. B. eine Stunde ohne Pause (ca. 10 km) joggen zu gehen oder gar einen Marathonlauf (42 km) zu bestreiten?

Zusammenfassung

Mit Hilfe des Eingangstests haben Sie einen Eindruck von Ihrem persönlichen Fitnesszustand bekommen. Vielleicht sind Sie ganz zufrieden mit dem Ergebnis, vielleicht möchten Sie aber Ihre Fitness noch weiter verbessern. Der vorliegende Ratgeber gibt Ihnen praktische Tipps und Hinweise, wie Sie an Ihrem Fitnesszustand arbeiten können. Sie können beispielsweise damit beginnen, mehr Bewegung in ihren Alltag zu integrieren oder aber auch gezielt eine neue sportliche Aktivität aufnehmen. Wir möchten Sie mit diesem Ratgeber dabei unterstützen und wünschen Ihnen viel Spaß beim Lesen.

Literatur

Rühl, J. (2009) Der „Deutschland bewegt sich !" Test (DBS! Test I) Fitness testen. Hrsg. Deutscher Turner Bund e.v.
Rühl, J. (2010) Der „ Deutschland bewegt sich! Test II" Fitnesstests und Bindung. Hrsg. Deutscher Turner Bund e.v.

Mitarbeiterverzeichnis

Oertel, Viola, PD Dr., Dipl.-Psych.
Klinik für Psychiatrie, Psychosomatik
und Psychotherapie
Goethe-Universität Frankfurt
Heinrich-Hoffmannstr. 10
60528 Frankfurt
Viola.Oertel@kgu.de

Matura, Silke, Dr., Dipl.-Psych.
Klinik für Psychiatrie, Psychosomatik
und Psychotherapie
Goethe-Universität Frankfurt
Heinrich-Hoffmannstr. 10
60528 Frankfurt
Silke.Matura@kgu.de

Bieber, Miriam, M.Sc.
Klinik für Psychiatrie, Psychosomatik
und Psychotherapie
Goethe-Universität Frankfurt
Heinrich-Hoffmannstr. 10
60528 Frankfurt
Miriam.Bieber@kgu.de

Schmidt, Daniela, BSc
Klinik für Psychiatrie, Psychosomatik
und Psychotherapie
Goethe-Universität Frankfurt
Heinrich-Hoffmannstr. 10
60528 Frankfurt
Daniela.Schmidt@kgu.de

Schmied, Claudia, BSc, MSc
Klinik für Psychiatrie, Psychosomatik
und Psychotherapie
Goethe-Universität Frankfurt
Heinrich-Hoffmannstr. 10
60528 Frankfurt
Claudia.Schmied@kgu.de

Görgülü, Esra, cand. med.
Klinik für Psychiatrie, Psychosomatik
und Psychotherapie
Goethe-Universität Frankfurt
Heinrich-Hoffmannstr. 10
60528 Frankfurt
esra.goerguelue@gmail.com

Mehler, Pia, Dipl.-Psych.
Weingartenstr. 7
76229 Karlsruhe
pia.mehler@freenet.de

Kraft, Dominik, BSc
Klinik für Psychiatrie, Psychosomatik
und Psychotherapie
Goethe-Universität Frankfurt
Heinrich-Hoffmannstr. 10
60528 Frankfurt
Dominik.Kraft@kgu.de

Cless, Katharina, Dipl-Psych.
Klinik für Psychiatrie, Psychosomatik
und Psychotherapie
Goethe-Universität Frankfurt
Heinrich-Hoffmannstr. 10
60528 Frankfurt
Katharina.Cless@kgu.de

Al-Dalati, Tarek, Dipl.-Psych.
Klinik für Psychiatrie, Psychosomatik
und Psychotherapie
Goethe-Universität Frankfurt
Heinrich-Hoffmannstr. 10
60528 Frankfurt
Tarek.Al-Dalati@kgu.de

Tesky, Valentina, Dr. Dipl-Psych.
Arbeitsbereich Altersmedizin
Institut für Allgemeinmedizin
Theodor-Stern-Kai 7
60590 Frankfurt
tesky@allgemeinmedizin.uni-frankfurt.de

Fleckenstein, Johannes, Dr. med.
Johann Wolfgang Goethe-Universität
Institut für Sportwissenschaften
Ginnheimer Landstraße 39

Mitarbeiterverzeichnis

60487 Frankfurt
johannes.fleckenstein@sport.uni-frankfurt.de

Engeroff, Tobias, Dr. phil.
Johann Wolfgang Goethe-Universität
Institut für Sportwissenschaften
Ginnheimer Landstraße 39
60487 Frankfurt
engeroff@sport.uni-frankfurt.de

Bernadi, Andreas, M.A.
Johann Wolfgang Goethe-Universität
Institut für Sportwissenschaften
Ginnheimer Landstraße 39
60487 Frankfurt
bernardi@sport.uni-frankfurt.de

Füzeki, Eszter, Dr. phil.
Johann Wolfgang Goethe-Universität
Institut für Sportwissenschaften
Ginnheimer Landstraße 39
60487 Frankfurt
fuezeki@sport.uni-frankfurt.de

Banzer, Winfried, Prof. Dr. Dr. med
Johann Wolfgang Goethe-Universität
Institut für Sportwissenschaften
Ginnheimer Landstraße 39
60487 Frankfurt
winfried.banzer@sport.uni-frankfurt.de

Wiemeyer, Josef, Prof. Dr. rer. medic.
Technische Universität Darmstadt
Institut für Sportwissenschaft
Magdalenenstr. 27
64289 Frankfurt
wiemeyer@sport.tu-darmstadt.de

Hänsel, Frank, Prof. Dr. rer. nat.
Technische Universität Darmstadt
Institut für Sportwissenschaft
Magdalenenstr. 27
64289 Frankfurt
haensel@sport.tu-darmstadt.de

Psychische Gesundheit und körperliche Aktivität

Kapitel 1 **Körperliche Aktivität – 3**
Josef Wiemeyer, Frank Hänsel

Kapitel 2 **Psychische Gesundheit – 13**
Katharina Cless, Silke Matura

Kapitel 3 **Psychische Störungen – 19**
Dominik Kraft, Silke Matura, Katharina Cless

Kapitel 4 **Psychische Probleme und Bewegungsverhalten – 27**
Viola Oertel, Tobias Engeroff, Miriam Bieber, Tarek Al-Dalati, Silke Matura

Kapitel 5 **Körperliche Aktivität als Therapieform – 33**
Johannes Fleckenstein

Kapitel 6 **Transfer in den Alltag – 39**
Katharina Cless

Kapitel 7 **Zusammenfassung: Psychische Gesundheit und körperliche Aktivität – 45**
Viola Oertel, Silke Matura

Körperliche Aktivität

Josef Wiemeyer, Frank Hänsel

1.1 Einleitung: Was ist körperliche Aktivität? – 4

1.2 Welche Arten körperlicher Aktivität werden unterschieden? – 5

1.3 Warum ist körperliche Aktivität wichtig? – 6

1.4 Wer ist wie körperlich aktiv? – 8

1.5 Wie kann ich meine körperliche Aktivität und Fitness messen? – 8

Literatur – 10

© Springer-Verlag GmbH Deutschland 2017
V. Oertel, S. Matura (Hrsg.), *Bewegung und Sport gegen Burnout, Depressionen und Ängste*,
DOI 10.1007/978-3-662-53938-5_1

Lernziele

- Lernen Sie die Unterschiede zwischen körperlicher Aktivität, sportlicher Aktivität und sportlichem Training kennen.
- Erfahren Sie, welche Formen von körperlichen Aktivitäten unterschieden werden.

1.1 Einleitung: Was ist körperliche Aktivität?

Meistens verbinden wir mit „körperlich aktiv sein" bestimmte Freizeit- und Sportaktivitäten wie Fahrradfahren, Wandern, Joggen, Gymnastik, Fitnesstraining, Federball- oder Fußballspielen. Aber auch viele Alltagshandlungen sind ohne körperliche Aktivität nicht denkbar, beispielsweise Haus- und Gartenarbeiten, Einkaufengehen, Treppensteigen oder sogar Körperpflege und Ankleiden. Während viele Freizeit- und Sportaktivitäten um ihrer selbst willen, aus Spaß und Freude an der Aktivität oder dem Spiel, an der Gemeinschaft, an der Herausforderung oder dem Wettkampf betrieben werden, dienen Alltags- wie auch Berufsaktivitäten einem bestimmten Zweck und sind in der Regel nicht durch Spaß und Freude an der Bewegung motiviert.

Aber auch die Bezeichnung „sportlich aktiv" ist in unserem Alltagsverständnis durchaus mehrdeutig. Mit Sport werden nicht nur ganz unterschiedliche Bereiche angesprochen, beispielsweise Leistungssport, Vereinssport, Gesundheitssport, Rehabilitationssport oder Schulsport, sondern es wird damit auch die grundsätzliche Frage verbunden: Was ist überhaupt Sport? Gehören zum Beispiel Bungee-Jumping, Darts, Wrestling, Schach, E-Sports oder Radfahren dazu?

Körperliche Aktivität (engl. „physical activity") – bezeichnet alle physischen Tätigkeiten des Menschen, die mit einem Anstieg des Energieverbrauchs über das Ruheniveau einhergehen (Rütten 2005; Schlicht und Brand 2007).

Sportliche Aktivitäten – sind strukturierte körperliche Aktivitäten, die häufig mit einer höheren Intensität durchgeführt werden und die typischen, historisch-kulturell definierten Bewegungsinszenierungen des Sports übernehmen. Diese Bewegungsinszenierungen – zumindest in einem traditionellen Verständnis von Sport – betreffen die Standardisierung der Bewegungsräume (Sporthalle, Sportplätze etc.), des Regelwerks und die Wettkampforientierung (Sieg bzw. Rekord) (Fuchs und Schlicht 2012).

Sportliches Training – bezeichnet die freiwilligen und systematischen Wiederholungen von Bewegungen, die planvoll definierte Ziele verfolgen, z. B. die Aufrechterhaltung oder Verbesserung der körperlichen Fitness, der Gesundheit oder der sportlichen Leistungsfähigkeit.

Gesundheitsstärkendes sportliches Training – stellt nicht den Wettkampf in den Vordergrund, sondern die Stärkung von Gesundheitsfaktoren, nämlich der körperlichen Fitnessfaktoren (Ausdauer, Kraft, Beweglichkeit, Koordination, Entspannungsfähigkeit), der psychosozialen Gesundheitsfaktoren (Stimmung, soziale Einbindung, Selbstwirksamkeit) sowie die längerfristige Bindung an sportliche Aktivität (Brehm et al. 2013, zit. nach Oertel-Knöchel und Hänsel 2016, S. 6). Das gesundheitsstärkende sportliche Training kann als Fitnesssport, Gesundheitssport oder Rehabilitationssport in Erscheinung treten.

◘ Abb. 1.1 veranschaulicht die Einteilung körperlicher Aktivität.

Körperliche Aktivität ist also als Bewegung zu verstehen, die durch die physikalische Arbeit meist größerer Muskelgruppen ausgelöst wird und deshalb mit einem Energieverbrauch einhergeht. Je intensiver, länger oder umfangreicher die „Muskelarbeit" ist, desto höher ist der Energieverbrauch. Allerdings ist auch zu beachten, dass wir schon in Ruhe Energie verbrauchen – dies ist der sogenannte Ruheumsatz.

Der Ruheumsatz des Menschen wird in Kilokalorien (kcal) oder Kilojoule (kJ) gemessen; er beträgt ungefähr 1 kcal pro kg Körpergewicht und Stunde (Ainsworth et al. 2000, S. 498). Dabei werden ungefähr 3,5 ml Sauerstoff pro kg und Minute verbraucht (Ainsworth et al. 1993, S. 72). Ein 70 kg schwerer Mann verbraucht dementsprechend in Ruhe ca. 70 kcal pro Stunde bzw. 245 ml Sauerstoff pro Minute; umgerechnet in kJ entspricht dies einem Energieverbrauch von ca. 280 kJ pro Stunde (1 kcal = 4,184 kJ). Eine weitere Größe zur Bestimmung des Energieverbrauchs ist das „metabolische Äquivalent" (MET). Dabei entspricht 1 MET dem Ruheumsatz. 2 MET bezeichnen das Zweifache des Ruheumsatzes. Bei verschiedenen Tätigkeiten kann der Energieverbrauch erheblich ansteigen – entsprechende Beispiele sind in ◘ Tab. 1.1 zu finden.

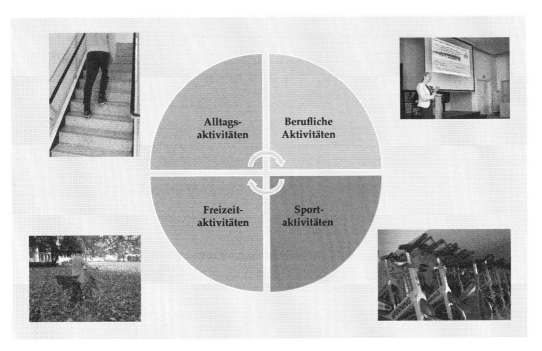

Abb. 1.1 Einteilung körperlicher Aktivität

Tab. 1.1 Überblick über den Energieverbrauch bei verschiedenen Tätigkeiten in Alltag, Beruf und Freizeit/Sport (nach Ainsworth et al. 1993, 2011)

MET (Beanspruchung)	Alltagsaktivitäten	Berufliche Aktivitäten	Sport- und Freizeitaktivitäten
1,6–2,9 (gering)	Langsames Gehen, Putzen, Geschirrspülen, Bügeln, Gartenarbeiten; An- und Ausziehen; Körperpflege	Leichte Zimmerarbeiten, Zimmer reinigen; leichte Reinigungstätigkeiten; sitzende Bürotätigkeiten	Musikinstrument spielen; Billard; Darts; Tai Chi; Qigong
3–5,9 (mäßig)	Schnelles Gehen; Staubsaugen; Betten machen; Möbel rücken; Fegen; Reparaturarbeiten	Fischen; Küchenhilfe; Müll sammeln; Malerarbeiten; Massage; stehende Tätigkeiten	Radfahren (unter 16 km/h), Aerobic; Bowling; Volleyball; Würfe/Sprünge (Leichtathletik); Tischtennis
>5,9 (anstrengend)	Schwere Gegenstände tragen; Holz sägen; Rennen	Schwere Gegenstände tragen; Waldarbeiten; Schaufeln; Lkw fahren	Jogging, Radfahren (>19 km/h), Schwimmen, Basketball, Fußball, Skilanglauf (Renntempo)

1.2 Welche Arten körperlicher Aktivität werden unterschieden?

Es gibt verschiedene Möglichkeiten, körperliche Aktivität zu klassifizieren:

- In Abhängigkeit vom Kontext werden Berufs-, Freizeit- und Sportaktivitäten unterschieden.
- Unter Qualitätsaspekten wird zwischen motorischen Fähigkeiten und motorischen Fertigkeiten unterschieden (◘ Abb. 1.2); die motorischen Fähigkeiten werden in konditionelle und koordinative Fähigkeiten unterschieden, je nachdem, ob energetische Anforderungen (z. B. Kraft und Ausdauer) oder

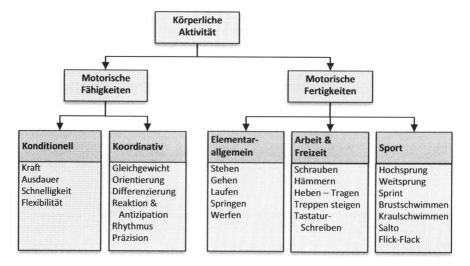

○ Abb. 1.2 Klassifikationsschema körperlicher Aktivität

informationsbezogene Anforderungen (z. B. Präzisions- oder Gleichgewichtsaufgaben) im Vordergrund stehen. Die Schnelligkeit und Flexibilität nehmen eine Sonderstellung ein; Schnelligkeit hat sowohl koordinative als auch konditionelle Anteile, während Flexibilität primär die passiv-energetischen Eigenschaften des Bewegungsapparates repräsentiert.

Unter Quantitätsaspekten werden verschiedene Belastungsnormativa unterschieden (○ Abb. 1.3). Dabei betrifft die Intensität die Höhe der Belastung, während die Dauer ihren zeitlichen Umfang beschreibt. Der Umfang quantifiziert die Gesamtheit der Belastung, z. B. die Gesamtdauer oder die Gesamtzahl der Wiederholungen. Die wichtigsten Größen sind Intensität, Dauer und Umfang der Aktivität.

1.3 Warum ist körperliche Aktivität wichtig?

Das Ausmaß an körperlicher Aktivität ist von außerordentlicher Bedeutsamkeit für die Gesundheit. Dabei sollten die im folgenden genannten Komponenten angesprochen werden.

Allgemeine aerobe dynamische Ausdauer Wenn man z. B. joggt, Fahrrad fährt oder schwimmt, werden große Muskelgruppen aktiviert. Dies führt dazu, dass sich verschiedene Funktionen des Herzens, des Kreislaufsystems, der Atmung und des Blutes durch ein langfristig durchgeführtes Training positiv verändern (z. B. WHO 2010; ACSM 2011). Das Herz schlägt in Ruhe und bei gleicher Belastung langsamer, es wirft pro Herzschlag mehr Blut aus, die Muskeln und auch das Herz selbst werden besser durchblutet, die Atmung wird ökonomischer, die Fähigkeit des Blutes, den zur Energiebereitstellung benötigten Sauerstoff zu transportieren, wird verbessert, und auch die Widerstandsfähigkeit wird – zumindest bei moderaten Intensitäten (s. ○ Tab. 1.2) – verbessert. Aufgrund dieser

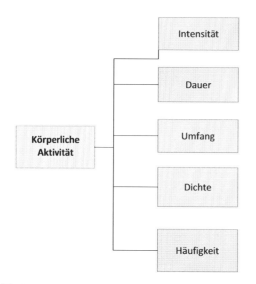

○ Abb. 1.3 Belastungsnormativa

Tab. 1.2 Anforderungen an körperliche Aktivität (in Anlehnung an ACSM 2011 und WHO 2010; aus Wiemeyer 2016).

Komponente	Intensität	Dauer & Wiederholungen	Häufigkeit	Umfang	Übungen
Aerobe Ausdauer	Moderat bis intensiv	20–60 min/d (ACSM) 60–150 min/wk (WHO)	Mind. 3–5 d/wk	Mind. 500–1000 kcal/wk	Zyklische Ganzkörperaktivitäten, z. B. Laufen, Schwimmen, Rad fahren
Kraftausdauer	40 %–70 % 1-WM (je nach Niveau)	8–20 (je nach Intensität und Niveau)	2–3 d/wk	2–4 Sätze à 8–20 Wiederholungen	Hauptmuskelgruppen (Haltung): z. B. Rumpfstrecker
Flexibilität	Submaximal	10–30 s Halten pro Übung	Mind. 2–3 d/wk	2–4 Wiederholungen pro Übung	Hauptmuskel Sehnengruppen: Rumpf, Schulter, Hüfte
Koordination	Unbekannt	Mind. 20–30 min/d	Mind. 2–3 d/wk	Variabel	Gleichgewicht, Gang, Sturzprävention, Präzisionsleistungen

d – Tag; wk – Woche; min – Minuten; s – Sekunden; 1-WM – Einer-Wiederholungsmaximum (= Gewicht, das gerade einmal gehoben werden kann)

vielfältigen positiven körperlichen Effekte ist ein Training der allgemeinen aeroben dynamischen Ausdauer für die Gesundheit unverzichtbar; es sollte im Idealfall mindestens drei- bis fünfmal pro Woche im Umfang von 20–150 min (je nach Intensität; vgl. ◘ Tab. 1.2) durchgeführt werden.

Kraftausdauer Wir müssen unseren Körper dauerhaft in bestimmten Haltungen (besonders Sitzen, Stehen und Gehen) stabilisieren. Dazu benötigen wir eine Mindestausprägung der Kraftausdauer, d. h., der Fähigkeit der Muskeln, über längere Zeit Kraft zu produzieren. Insbesondere die Muskulatur, welche Rumpf, Becken und Schulter stabilisiert, sollte durch ein Training angesprochen werden. Kraftausdauerübungen sollten jeden zweiten Tag – eher umfangs- als intensitätsbetont – durchgeführt werden (s. ◘ Tab. 1.2). Weiterhin spielt Kraft bei vielen Alltagstätigkeiten, z. B. Treppensteigen, schwere Gegenstände heben und Einkaufstasche tragen, eine große Rolle.

Flexibilität In vielen alltäglichen Situationen, z. B. Schuhe anziehen, An- und Auskleiden, Gegenstände aus dem Schrank nehmen, benötigen wir ein Mindestmaß (nicht Höchstmaß!) an Flexibilität. Auch Flexibilitätsübungen sollten daher ein regelmäßiger Bestandteil des Trainings sein (s. ◘ Tab. 1.2).

Koordinative Fähigkeiten Besonders Gleichgewichts-, Orientierungs-, Differenzierungs- und Rhythmusfähigkeit spielen eine große Rolle und sind quasi die Grundlage für viele motorische Fertigkeiten. Um Stürze zu vermeiden und die Qualität der eigenen Bewegungen in Alltag, Beruf und Freizeit auf einem angemessenen Niveau zu halten, sollten alle zwei Tage Koordinations- und Technikübungen durchgeführt werden (s. ◘ Tab. 1.2).

Psyche Aber auch die Psyche profitiert von körperlicher Aktivität. Die Wirkung körperlicher Aktivität auf die psychische Gesundheit zeigt sich nicht nur in der Therapie von Erkrankungen, sondern auch präventiv in der Entwicklung von gesundheitsrelevanten Schutzfaktoren und einem verringerten Auftreten von Erkrankungen. So werden einerseits positive Veränderungen von Stimmungen und Emotionen erreicht, die Steigerung des Wohlbefindens, der Lebensqualität und des Selbstwertes sowie Verbesserungen in der Stressregulation und der kognitiven Leistungsfähigkeit. Andererseits wird die Wahrscheinlichkeit bestimmter psychischer Erkrankungen verringert oder der Heilungsprozess unterstützt, beispielsweise bei depressiven Erkrankungen und Angststörungen (Fuchs und Schlicht 2012; Hänsel 2007).

◘ Tab. 1.2 gibt einen Überblick über die Mindestanforderungen an regelmäßige körperliche Aktivität nach ACSM (2011) und WHO (2010). Hier sind allerdings noch viele Fragen ungeklärt, insbesondere ob verschiedene Kombinationen von Dauer und Intensität gleichwertig sind, z. B. dreimal 1 h im Vergleich zu sechsmal 30 min.

Im Gegenzug stellt sich die Frage, was passiert, wenn man die in ◘ Tab. 1.2 spezifizierten Mindestanforderungen unter- oder überschreitet. Bleiben die positiven Anpassungen unterhalb des Minimums übergangslos und abrupt aus, oder gibt es allmähliche Übergänge? Gilt der Grundsatz „Viel hilf viel"?

> **Körperliche Aktivität ist die billigste Medizin, aber äußerst wirksam.**

Wie bei Medikamenten, gibt es auch hier Dosis-Wirkungs-Beziehungen. Insgesamt kann man sagen, dass einerseits körperliche Inaktivität mit einer deutlichen Zunahme des Risikos einhergeht, frühzeitig zu sterben, und dass andererseits eine zu hohe Dosierung von körperlicher Aktivität zu einem leichten Wiederanstieg der Mortalität (z. B. Arem et al. 2015), aber auch zu anderen Nebenwirkungen wie erhöhter Verletzungsanfälligkeit führt. Darüber hinaus bestehen für verschiedene Erkrankungen je spezifische Dosis-Wirkungs-Beziehungen (z. B. Schlicht und Brand 2007):

- Lineare Beziehungen werden für die Prävention von Herz-Kreislauf- und verschiedenen Krebserkrankungen postuliert (z. B. Sattelmair et al. 2011). Hier gilt also in der Tat: Je mehr, desto besser, und auch kleine Dosierungen haben schon einen Effekt.
- Nicht-lineare Beziehungen zwischen Trainingsaufwand und Erkrankungsrisiko in Form von J- oder U-Funktionen mit einem Optimum „in der Mitte" sind für die allgemeine Mortalität, Schlaganfallrisiko und die allgemeine Gesundheit gefunden worden. Hier steigt der Gesundheitseffekt schon bei kleinen Dosierungen mehr oder weniger stark an und erreicht bei mittleren Dosierungen ein Maximum. Extrem hohe Dosierungen haben mehr oder weniger starke Reduktionen der Gesundheitseffekte zur Folge.
- Im Hinblick auf psychische Störungen sind die Dosis-Wirkungs-Beziehungen noch weitgehend unbekannt.

1.4 Wer ist wie körperlich aktiv?

Die Antwort auf die Frage, wer in welchem Umfang körperlich bzw. sportlich aktiv ist, erscheint schwer zu beantworten. Das Problem beginnt bereits in der Festlegung des Kriteriums: Ab welcher Höhe und welchem zeitlichen Umfang ist man „regelmäßig körperlich aktiv"? Hier gibt es keine eindeutige Antwort. Dieses Dilemma ist auch der Grund dafür, dass viele Aussagen nicht kompatibel sind. So beruft Rütten (2005) sich auf eine Untersuchung des Robert Koch Instituts, in der ein Kriterium von zwei und mehr Stunden wöchentlich zugrunde gelegt wird. Laut dieser Untersuchung sind zwischen 15,5 und 73,3 % der deutschen Männer und 17,5 und 56,9 % der deutschen Frauen regelmäßig körperlich aktiv. Dabei sinken die Werte mit zunehmendem Alter drastisch (ähnliche Werte: Breuer 2004). In der KiGGS-Studie (Manz et al. 2014) wurde die körperliche Aktivität mit einem Kriterium von mindestens 60 min täglich erfasst. An einer Stichprobe von Kindern und Jugendlichen im Alter zwischen 3 und 17 Jahren zeigte sich, dass insgesamt 25,4 % der Mädchen und 29,4 % der Jungen das Kriterium erfüllen – wiederum mit deutlich abfallender Tendenz bei steigendem Alter.

Wie auch immer die Zahlen im Detail zu kritisieren sind, eines ist klar: Ein substanzieller Teil der Bevölkerung ist zu wenig körperlich aktiv. Diese Aussage trifft im Besonderen auf Erwachsene zu. Schon ab einem Alter von ca. 20 Jahren sind nur noch etwa die Hälfte der Männer und 40 % der Frauen regelmäßig körperlich bzw. sportlich aktiv.

Aber nicht nur das Ausmaß an körperlicher Aktivität ändert sich mit dem Alter. Auch die Qualität der betriebenen Sportarten ändert sich. So fand Breuer (2004) heraus, dass bei Jüngeren Sportaktivität mit hoher Dynamik (z. B. Basketball und Fußball) präferiert werden, während Ältere Aktivitäten wie Wandern, Gymnastik und Schwimmen bevorzugen.

1.5 Wie kann ich meine körperliche Aktivität und Fitness messen?

Die Messung von körperlicher Aktivität erfolgt idealerweise und gemäß der oben aufgeführten Definition über die direkte Bestimmung des

Energieverbrauchs. Der „Goldstandard" ist hier der Einsatz der „doubly labelled water" (DLW)-Technik. Hier wird mit Hilfe radioaktiver Isotope (Deuterium und schwerer Sauerstoff) der Energieumsatz über die Ausscheidung von Wasser und Kohlendioxid bestimmt. Die Methode ist sehr kosten- und zeitaufwändig und damit primär für die wissenschaftliche Forschung relevant. Für den Einzelnen ist es nicht notwendig, die körperliche Aktivität mit dieser Methode zu messen, denn es stehen eine Fülle von objektiven (apparativen) und subjektiven Methoden zur Verfügung, welche erheblich kostengünstiger und weniger aufwändig sind (Überblick: Sirard und Pate 2001; Schlicht und Brand 2007, ▶ Kap. 4; Müller et al. 2010). Eine Auswahl wird im Folgenden vorgestellt.

Pedometer sind kleine Geräte, die in der Regel am Gürtel getragen werden und mit deren Hilfe man die Anzahl der absolvierten Schritte messen kann. Allerdings ist die Messgenauigkeit nur unter bestimmten Bedingungen gegeben (Sirard und Pate 2001, S. 445).

Akzelerometer registrieren die Beschleunigungen des Körpers bei körperlichen Aktivitäten. Nach Schlicht und Brand (2007) sind sie recht genau. Allerdings hängt die Qualität der Daten stark von der Art der Aktivität, dem jeweiligen Modell und der Platzierung ab (Sirard und Pate 2001).

GPS-Tracker (GPS – global position system, satellitengestütztes System zur Lokalisierung von spezifischen Empfängern auf der Erdoberfläche) können ebenfalls zur Aktivitätsregistrierung – allerdings eingeschränkt auf Fortbewegung des Menschen – eingesetzt werden. Sie geben aufgrund der geringen räumlichen und zeitlichen Auflösung allerdings nur sehr grobe Informationen über das Aktivitätsverhalten.

Herzfrequenzgeräte erfassen die Reaktion des Herzens auf Belastung. Sie werden den sekundären Indikatoren der körperlichen Aktivität zugeordnet. Bei moderater und submaximaler Aktivität sind diese Geräte valide, nicht aber im niedrigen bzw. maximalen Intensitätsbereich (vgl. Sirard und Pate 2001, S. 443).

Aktivitätsbänder bzw. Aktivitätstracker kombinieren in der Regel die Messung der Herzfrequenz und der aktivitätsabhängigen Beschleunigungen (Überblick: Evenson et al. 2015). Während diese Geräte für die Erfassung von Schrittzahl und Distanz geeignet

Tab. 1.3 Exemplarische Fitness-Tests für alle Altersgruppen

Komponente	Test	Beschreibung	Anwendung
Aerobe Ausdauer	Cooper-Test	12 min laufen und die zurückgelegte Strecke messen	Alle Altersgruppen
	3-km-Lauf	Eine Strecke von 3 km laufen und die Zeit messen	
	2-km-Gehen	Eine Strecke von 2 km gehen und die Zeit messen	Vor allem Ältere
Kraftausdauer	Crunches oder Sit-ups	Aus der Rückenlage den Oberkörper anheben und halten	Alle Altersgruppen
	Statischer Liegestütz	Eine Liegestützhaltung für eine gewisse Zeit oder möglichst lange halten	
Flexibilität	Rumpfvorbeuge (Alternative: Sitzen)	Aus dem aufrechten Stand bei gestreckten Kniegelenken nach vorne beugen	Alle Altersgruppen / Sitz-Test: vor allem bei Älteren
Koordination	Balancieren	Auf einer Linie vorwärts oder rückwärts balancieren. Dabei die Zeit messen oder die Anzahl der Bodenberührungen innerhalb einer Zeitspanne bestimmen	Alle Altersgruppen

erscheinen, ist ihre Validität zur Abschätzung des Energieverbrauchs (noch) fraglich.

Fragebögen spielen neben Interviews und Tagebüchern bei der Erfassung von körperlicher Aktivität eine große Rolle. Hier existieren eine Fülle von Instrumenten (z. B. Baecke et al. 1982; Global Physical Activity Questionnaire: WHO o.J.; International Physical Activity Questionnaire: Craig et al. 2003). Bei Selbstberichten ist immer Vorsicht geboten, da es sich hier um subjektiv gefärbte Aussagen handelt, die vielfältigen Verzerrungen und Verfälschungen unterliegen können, z. B. einer Verzerrung aufgrund sozialer Erwünschtheit. Für die Überwachung der eigenen körperlichen Aktivitäten sind sie daher vor allem dann geeignet, wenn man „ehrlich zu sich selbst" ist.

Fitness-Tests Es gibt eine Fülle von Testverfahren, die die Bestimmung der Fitness in den Bereichen Ausdauer, Kraft, Flexibilität und Koordination erlauben (Bös 2001). In ◘ Tab. 1.3 werden exemplarische Tests vorgestellt. Für viele Tests existieren Normwerte, um das eigene Leistungsniveau im Vergleich zu Personen gleichen Alters einzuschätzen. Die Tests können aber auch genutzt werden, um die eigene Leistungsentwicklung zu überwachen bzw. dokumentieren.

Zusammenfassung

Regelmäßige körperliche Aktivitäten verbrauchen Energie und stärken die Gesundheit. Dabei ist es egal, ob körperliche Aktivitäten im Alltags-, Freizeit-, Berufs- oder Sportbereich erfolgen. Körperliche Aktivitäten können unterschiedlicher Qualität und Quantität sein. Damit ergeben sich differenzierte Zieldimensionen für die Durchführung und das Training. Ausdauer-, Kraft-, Flexibilitäts- und Koordinationsübungen sollten obligatorischer Bestandteil sein. Mit Hilfe zahlreicher Test- und Diagnoseverfahren kann das Training kontrolliert werden.

Literatur

Ainsworth, B. E., Haskell, W. L., Herrmann, S. D., Meckes, N., Bassett Jr, D. R., Tudor-Locke, C., ... & Leon, A. S. (2011). 2011 Compendium of Physical Activities: a second update of codes and MET values. Medicine and science in sports and exercise, 43 (8), 1575–1581.

Ainsworth, B.E., Haskell, W.L., Leon, A.S., Jacobs, D.R., Montoye, H.J., Sallis, J.F. & Paffenbarger, R.S. (1993). Compendium of physical activities: Classification of energy costs of human physical activities. Medicine and Science in Sports and Exercise, 25 (1), 71–80.

Ainsworth, B. E., Haskell, W. L., Whitt, M. C., Irwin, M. L., Swartz, A. M., Strath, S. J., O'Brian, W.L., Bassett, D.R., Schmitz, K.H., Emplaincourt, P.O., Jacobs, D. R. & Leon, A.S. (2000). Compendium of physical activities: an update of activity codes and MET intensities. Medicine and science in sports and exercise, 32 (9; SUPP/1), S498–S504.

ACSM (2011). Quantity and Quality of Exercise for Developing and Maintaining Cardiorespiratory, Musculoskeletal, and Neuromotor Fitness in Apparently Healthy Adults: Guidance for Prescribing Exercise. Medicine & Science in Sports & Exercise, 43 (7), 1334–1359.

Arem, H., Moore, S. C., Patel, A., Hartge, P., de Gonzalez, A. B., Visvanathan, K., ... & Matthews, C. E. (2015). Leisure Time Physical Activity and Mortality: A Detailed Pooled Analysis of the Dose-Response Relationship. JAMA internal medicine, 175 (6), 959–967

Baecke, J. A., Burema, J., & Frijters, J. E. (1982). A short questionnaire for the measurement of habitual physical activity in epidemiological studies. The American journal of clinical nutrition, 36(5), 936–942

Bös, K. (Hrsg.). (2001). Handbuch Motorische Tests (2. Auflage). Göttingen: Hogrefe

Craig, C.L., Marshall, A.L., Sjöström, M., Bauman, A.E., Booth, M. L., Ainsworth, B. E., Pratt, M., Ekelund, U., Yngve, A., Sallis, J. F., & Oja, P. (2003). International physical activity questionnaire: 12-country reliability and validity. Med sci sports Exerc 195 (9131/03), 3508–1381.

Brehm W, Bös K, Graf C, Hartmann H, Pahmeier I, Pfeifer K, Rütten A, Sygusch R, Tiemann M, Tittlbach S, Vogt L, Wagner P (2013) Sport als Mittel in Prävention, Rehabilitation und Gesundheitsförderung – Eine Expertise. Bundesgesundheitsblatt, 56, 1385–1389.

Breuer, C. (2004). Zur Dynamik der Sportnachfrage im Lebenslauf. Sport und Gesellschaft – Sport and Society, 1 (1), 50–72.

Evenson, K. R., Goto, M. M., & Furberg, R. D. (2015). Systematic review of the validity and reliability of consumer-wearable activity trackers. International Journal of Behavioral Nutrition and Physical Activity, 12, 159.

Fuchs, R., & Schlicht, W. (2012). Seelische Gesundheit und sportliche Aktivität. Göttingen: Hogrefe.

Hänsel, F. (2007). Körperliche Aktivität und Gesundheit. In R. Fuchs, W. Göhner, & H. Seelig (Eds.), Aufbau eines körperlich-aktiven Lebensstils: Theorie, Empirie und Praxis (pp. 23–44). Göttingen: Hogrefe.

Manz, D. S. K., Schlack, R., Poethko-Müller, C., Mensink, G., Finger, J., Lampert, T., & KiGGS Study Group. (2014). Körperlich-sportliche Aktivität und Nutzung elektronischer Medien im Kindes-und Jugendalter. Bundesgesundheits-

Literatur

blatt-Gesundheitsforschung-Gesundheitsschutz, 57 (7), 840–848.

Müller, C., Winter, C., & Rosenbaum, D. (2010). Aktuelle objektive Messverfahren zur Erfassung körperlicher Aktivität im Vergleich zu subjektiven Erhebungsmethoden. Deutsche Zeitschrift für Sportmedizin, 61 (1), 11–18

Oertel-Knöchel, V., & Hänsel, F. (Hrsg.). (2016). Aktiv für die Psyche: Sport und Bewegungsinterventionen bei psychisch kranken Menschen. Berlin: Springer.

Rütten, A. (2005). Körperliche Aktivität. Gesundheitsberichterstattung des Bundes, Heft 29. Berlin: Robert-Koch-Institut.

Sattelmair, J., Pertman, J., Ding, E. L., Kohl, H. W., Haskell, W., & Lee, I. M. (2011). Dose response between physical activity and risk of coronary heart disease a meta-analysis. Circulation, 124 (7), 789–795.

Schlicht, W. & Brand, R. (2007). Körperliche Aktivität, Sport und Gesundheit: Eine interdisziplinäre Einführung. Weinheim: Juventa.

Sirard, J. R., & Pate, R. R. (2001). Physical activity assessment in children and adolescents. Sports medicine, 31(6), 439–454.

WHO (2010). Global recommendations on physical activity for health. Genf: WHO.

WHO (2015). Physical Activity. Fact sheet No. 385. Zugriff am 25. Mai 2016 unter http://www.who.int/mediacentre/factsheets/fs385/en/

WHO (o.J.). Global Physical Activity Questionnaire (GPAQ). Zugriff am 25. Mai 2016 unter http://www.who.int/entity/chp/steps/GPAQ_German.doc?ua=1

Wiemeyer, J. (2016). Serious Games für die Gesundheit. Anwendung in der Prävention und Rehabilitation im Überblick. Wiesbaden: Springer Fachmedien.

Psychische Gesundheit

Katharina Cless, Silke Matura

2.1 Einleitung: Was heißt psychische Gesundheit? – 14

2.2 Definition von psychischer Gesundheit – 14

Literatur – 17

© Springer-Verlag GmbH Deutschland 2017
V. Oertel, S. Matura (Hrsg.), *Bewegung und Sport gegen Burnout, Depressionen und Ängste*,
DOI 10.1007/978-3-662-53938-5_2

Lernziel
- Lernen Sie Definitionen von psychischer Gesundheit kennen.

2.1 Einleitung: Was heißt psychische Gesundheit?

Gemäß der World Health Organization (WHO) ist Gesundheit ein Zustand vollkommenen körperlichen, geistigen und sozialen Wohlbefindens und nicht nur die Abwesenheit von Krankheit (WHO 2001).

Das „Idealbild" von Gesundheit als einem „vollkommenen Zustand" ist in der Vollständigkeit eher unrealistisch. Verschiedene Modelle bemessen Gesundheit danach, wie gesund man im Vergleich zu anderen ist. Außerdem gibt es Modelle, die sich an der Frage orientieren, ob jemand in der Lage ist, bestimmte Anforderungen der Gesellschaft zu erfüllen: beispielsweise ob eine Person in der Lage ist zu arbeiten, sich zu versorgen, einen Haushalt zu führen etc. (Bengel et al. 2001).

Intuitiv ist für viele die Antwort auf die Frage nach Gesundheit die Abwesenheit von Krankheit. Diese Sichtweise entspricht einem eindimensionalen Modell, in dem sich Gesundheit und Krankheit als zwei Pole gegenüber stehen (Hambrecht 1986, zit. nach Lutz 2000). Auch im biomedizinischen Modell, welches auf die Erklärung des Auftretens bestimmter Krankheiten ausgerichtet ist, wird Gesundheit als Abwesenheit von Krankheit definiert (Rüesch et al. 2011).

Dieses Modell bestätigen Untersuchungen, in denen sich zeigt, dass subjektives „Sich-gut-fühlen" einem subjektiven „Sich-schlecht-fühlen" entgegensteht und dies von Untersuchungspersonen als gegenläufig erfahren und eingeschätzt wird. Das bedeutet, dass untersuchte Personen in der Regel bei der allgemeinen Angabe ihres Befindens nicht gleichzeitig positive und negative Angaben machen (Lutz 2000).

Die folgenden Zitate sind Gedanken zur Gesundheit, die im Rahmen des Weltgesundheitstags der World Health Organisation (WHO) (7.4.14) geäußert wurden:
- „Gesundheit ist die physische, mentale und spirituelle Verfassung des Einzelnen" (Cindy, Projektleiterin aus den USA).
- „Eine gesunde Person hat saubere Klamotten, kann die Familie ernähren und ist mutig und glücklich" (Sadiya, Flüchtling aus Äthiopien).
- „Gesund sein heißt für mich, dass ich mir über meine Gesundheit keine Gedanken machen muss" (Linda, Projektkoordinatorin aus Deutschland).

2.2 Definition von psychischer Gesundheit

Das Thema **psychische Gesundheit** erhält zunehmend Bedeutung vor dem Hintergrund der verstärkten Medienpräsenz von psychischen Störungen und deren Folgen für das Gesundheitssystem und das berufliche und soziale Wohlergehen der Betroffenen. Psychische Störungen gelten zunehmend als Prädiktor für Arbeitsunfähigkeit, Berentungen oder auch einfach Einschränkungen in der individuellen Lebensführung und betreffen verschiedene Lebensbereiche wie beispielsweise soziale Kontakte, Freizeitverhalten oder Selbstversorgung. Die häufigste psychische Störung ist die Depression, gefolgt von Angsterkrankungen, Alkoholismus und Demenz. In vielen Ländern der europäischen Union sind 35–45 % der Krankmeldungen am Arbeitsplatz durch psychische Gesundheitsprobleme bedingt. Insgesamt verursachen psychische Störungen erhebliches Leiden für die Betroffenen und ihre Angehörigen (WHO 2006).

Psychische Gesundheit – wird als „Zustand des Wohlbefindens beschrieben, in dem der Einzelne seine Fähigkeiten ausschöpfen, die normalen Lebensbelastungen bewältigen, produktiv und fruchtbar arbeiten kann und imstande ist, etwas zu seiner Gemeinschaft beizutragen" (WHO 2001).

Nach Antonovsky (1987) stand lange Zeit die Pathogenese von Erkrankungen, also das Zustandekommen von Krankheit, im Zentrum der Betrachtungen. Er stellte diesem die **Salutogenese** gegenüber, also die Frage, wie sich Gesundheit entwickeln und erhalten kann. In diesem Modell wird u. a. ein Kontinuum angenommen mit den beiden Polen Gesundheit und Krankheit. Diese Anschauung geht weg von der Einteilung in gesund oder krank hin zur Frage, wie nah an gesund oder krank man ist. So finden sich Menschen irgendwo in der Mitte zwischen „psychisch gesund" und „psychisch belastet" beziehungsweise „psychisch krank". Einzelne Symptome von Erkrankungen in einem bestimmten Schweregrad kennen alle Menschen, bei der Depression beispielsweise phasenweise gedrückte Stimmung. Aber erst ab einer bestimmten Menge und Schwere von Symptomen wird die erlebte Belastung und Einschränkung im Alltag so groß, dass man von einer Erkrankung spricht (Wittchen und Hoyer 2011). Hier handelt es sich nicht um einen statischen Zustand, sondern um ein Befinden, das sich im Laufe der Zeit immer wieder verändern kann.

Um psychische Gesundheit zu erlangen, kann es ein Ziel sein, Symptome psychischer Störungen soweit zu reduzieren, bis ein Zustand psychischer Gesundheit erreicht ist. Körperliche Aktivität und Sport können dabei ein sehr wirksames Mittel zur Reduktion psychischer Symptome sein. Es gibt zahlreiche Studien, die zeigen, dass regelmäßige sportliche Aktivität z. B. stimmungsaufhellend wirkt und depressive Symptome vertreiben kann (Cooney et al. 2013; Ten Have et al. 2011).

Neben dem eindimensionalen Modell von psychischer Gesundheit gibt es auch Konzepte von psychischer Gesundheit, die von zwei unabhängigen Dimensionen ausgehen (Lutz 2000). Das **zweidimensionale Konzept von psychischer Gesundheit** besagt, dass jeder Mensch über gesunde und kranke Anteile verfügen kann, die unabhängig voneinander bestehen können. Psychische Gesundheit ist damit nicht mehr die Abwesenheit von Krankheit, sondern vor allem dadurch gekennzeichnet, dass die gesunden Anteile in einem Menschen überwiegen.

Für dieses Modell sprechen Untersuchungen, in denen befragte Personen gleichzeitig Aussagen machen, die auf eine vorhandene Krankheit oder Einschränkung hindeuten, und solche, die positive Lebensaspekte beinhalten (Lutz 2000), In dieser Betrachtungsweise steckt die Idee, dass trotz Krankheit auch gesundheitsförderndes Verhalten, wie z. B. sportliche Aktivität, ausgeführt werden kann. Es steckt auch der Gedanke darin, dass Menschen neben einer Erkrankung gleichzeitig auch gesunde Anteile haben können (Lutz 2000). Ebenso können auch gesunde Menschen negatives Gesundheitsverhalten bezüglich Sport und Ernährung oder Stressmanagement aufweisen und damit ihr Wohlbefinden negativ beeinflussen.

„Seelische Gesundheit wäre also nicht ein immerwährendes Wohlbefinden, sondern die Akzeptanz des Wechsels von guten und schlechten Zeiten" (Lutz 2000, S. 169). Die Akzeptanz der positiven Seiten bedeutet beispielsweise das Erleben von Genussfähigkeit oder Freude am Leben. Die Akzeptanz der negativen Phasen entspricht dem Gebrauch von Selbstbehauptung oder Bewältigungsfähigkeit sowie Beharrlichkeit und Optimismus (Lutz 2000).

Diese Auffassung von psychischer Gesundheit bedeutet für sportliche Aktivität, dass sie dabei helfen kann, die gesunden Anteile, welche jeder Mensch in sich trägt, zu stärken. Sportliches Training wird besonders wichtig, wenn wir uns gerade nicht wohl in unserer Haut fühlen, da sie insgesamt zu unserem Wohlbefinden beiträgt und dazu führt, dass die gesunden Anteile die Oberhand gewinnen können.

Neben der zweidimensionalen Betrachtungsweise mit den Dimensionen Gesundheit und Krankheit kann auch die Gesundheit selber noch in verschiedene Dimensionen oder Facetten unterteilt werden. Zur Gesundheit gehören für viele Menschen beispielsweise gut funktionierende Sozialkontakte, Entspannungsfähigkeit, Ausführung von Hobbys, Selbstakzeptanz, Ausgewogenheit des Tag-Nacht-Rhythmus und die Fähigkeit, den Alltag zu bewältigen. ◘ Abb. 2.1 zeigt diese Säulen psychischer Gesundheit.

Die Modelle der Salutogenese und der zweidimensionalen Betrachtungsweise entsprechen der zunehmend in die Psychotherapie eingehenden Stärkung von Ressourcen als wichtigem Therapiebaustein. Hier kann Sport eine unterstützende Rolle spielen, da er uns ein Gefühl von Kontrolle vermittelt, wenn innere Widerstände überwunden werden, sobald man

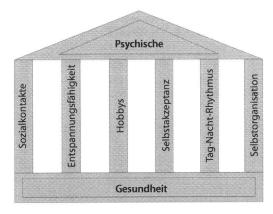

◘ **Abb. 2.1** Säulen psychischer Gesundheit

einer sportlichen Betätigung nachgeht. Das Bild, das wir von uns selber haben, kann durch Sport deutlich positiver gefärbt werden. Je selbstverständlicher wir Sport in unser Leben einbauen, desto mehr nehmen wir uns selbst als aktiv und leistungsfähig wahr.

Abgeleitet aus der Idee, dass Gesundheit verschiedene Facetten hat, sind auch Therapiekonzepte heute zumeist **multimodal**, d. h., aus verschiedenen Therapiebausteinen bestehend (DGPPN 2012) (◘ Abb. 2.2). Neben den für die verschiedenen psychischen Erkrankungen teilweise spezifischen Interventionen sind verschiedene andere Therapiebausteine über Störungen hinweg wirksam und kommen nach Möglichkeit und Notwendigkeit zum Einsatz. Diese Bausteine werden im Folgenden genannt.

Pharmakologische Behandlung   Die Behandlung mit Psychopharmaka ist ein wesentlicher Bestandteil in der Therapie psychisch kranker Menschen (Wittchen und Hoyer 2011). Zu den wesentlichen Substanzgruppen gehören Antipsychotika, Antidepressiva, Phasenprophylaktika (Stimmungsstabilisierer), Anxiolytika (angstlösende Medikamente), Antidementiva sowie Antiaddiktiva. Die verschiedenen Substanzgruppen haben jeweils ein oder mehrere Haupteinsatzgebiete. Einen besonders hohen Stellenwert haben Psychopharmaka bei der Behandlung affektiver Störungen und bei Störungen aus dem schizophrenen Formenkreis. Aber auch bei vielen anderen psychischen Störungen werden sie eingesetzt.

Psychotherapeutische Interventionen   In der Psychotherapie werden je nach Indikation ein Therapierational aufgestellt, Erklärungsmodell und Informationen mit dem jeweiligen Patienten besprochen und anschließend, je nach bestehender Symptomatik, Strategien und Interventionen eingesetzt, um die Symptome zu reduzieren.

Sozialberatung (oder Soziotherapie)   Häufig gehen mit psychischen Problemen auch Sorgen über Finanzen, Wohnverhältnisse oder die berufliche Situation einher. Daher ist eine Sozialberatung häufig ein wesentlicher Baustein eines interdisziplinären Therapiekonzepts.

Ergotherapie   Hier werden konkrete Betätigungen ausgeführt, von denen man weiß, dass sie den Patienten beim Gesundungsprozess unterstützen. Eine wichtige Funktion nimmt dabei die persönliche und interaktionelle Bedeutung der Tätigkeit ein und welche Auswirkung diese auf die Gesundheit hat.

Ernährung   Da viele Psychopharmaka einen Einfluss auf Stoffwechselprozesse haben, und zudem bedingt durch Symptome psychischer Störungen (z. B. Antriebsverlust, Energielosigkeit) Gewichtsprobleme auftreten können, ist eine gesunde Ernährung für die Gesundheitsfürsorge wichtig und ein nicht zu unterschätzender Baustein. Bei einigen Psychopharmaka gibt es auch spezielle Ernährungsrichtlinien, an die sich die Patienten halten müssen.

Stabilisierung des Tag-Nacht-Rhythmus   Man geht davon aus, dass Veränderungen des sogenannten zirkadianen Rhythmus (Schlaf-Wach-Rhythmus oder Tag-Nacht-Rhythmus) mit der Entstehung psychischer Störungen in Zusammenhang stehen und diese aufrechterhalten. Daher sind Maßnahmen zur Stabilisierung des Rhythmus ein häufiger Baustein von Therapiekonzepten.

Sportliches Training und Bewegung   In diesem Ratgeber erfahren Sie, welche Bedeutung sportliches Training und Bewegung in einem multidisziplinären Therapiekonzept einnehmen.

> In diesem Ratgeber sollen der Therapiebaustein sportliches Training und Bewegung sowie dessen Implementierung in den Alltag im Fokus stehen. Es wird ein Einblick

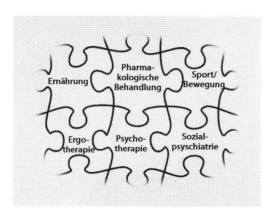

◘ Abb. 2.2   Multimodales Therapiekonzept

gegeben, wie Sport psychische Störungen beeinflussen kann. Viele praktische Hinweise sollen dem Leser helfen, Sport ganz selbstverständlich in seinen Alltag einzubauen.

Zusammenfassung

Für den Begriff „Gesundheit" gibt es unterschiedliche Sichtweisen. Einig sind sich alle Auffassungen von Gesundheit darin, dass sie wesentlich für unser Wohlbefinden ist. Außerdem hilft sie uns auch, mit Schwierigkeiten besser zurecht zu kommen. Es gibt eine Reihe von Möglichkeiten, die eigene Gesundheit zu fördern und zu erhalten. In diesem Ratgeber sollen Möglichkeiten, körperliche Aktivität und sportliches Training zur Förderung der psychischen Gesundheit durchzuführen, dargestellt werden.

Literatur

Antonovsky, A. (1987). Unraveling the mystery of health. How people manage stress and stay well. San Francisco: Jossey-Bass.

Bengel, J., Strittmatter, R., & Willmann, H. (2001). Was erhält Menschen gesund? Antonovskys Modell der Salutogenese - Diskussionsstand und Stellenwert. Forschung und Praxis der Gesundheitsförderung. Band 6. Retrieved 23.04.2016 2016, from http://www.bugnrw.de/cms/upload/pdf/entwicklung/Antonowski.pdf.

Cooney, G. M., Dwan, K., Greig, C. A., Lawlor, D. A., Rimer, J., Waugh, F. R., … Mead, G. E. (2013). Exercise for depression. Cochrane Database Syst Rev (9), CD004366.

DGPPN (2012). S3 Leitlinie, Psychosoziale Therapien bei Menschen mit schweren psychischen Erkrankungen. S3-Praxisleitlinien in Psychiatrie und Psychotherapie. Heidelberg: Springer.

Lutz, R. (2000). Gesundheit und Genuß: Euthyme Grundlagen der Verhaltenstherapie. In J. Margraf (Ed.), Lehrbuch der Verhaltenstherapie (Vol.1, 2. Auflage, pp. 167–180). Heidelberg: Springer.

Rüesch, P., Volken, T., Bänziger, A., & Gügler, R. (2011). Messinstrumente zu psychischer Gesundheit-Krankheit in der Schweizerischen Gesundheitsbefragung.

Ten Have, M., de Graaf, R., & Monshouwer, K. (2011). Physical exercise in adults and mental health status findings from the Netherlands mental health survey and incidence study (NEMESIS). J Psychosom Res, 71 (5), 342–348. doi: 10.1016/j.jpsychores.2011.04.001

WHO. (2001). Strengthening mental health promotion. Fact sheet No. 220. Retrieved 20.04.2016 2016, from https://apps.who.int/inf-fs/en/fact220.html.

WHO. (2006). Psychische Gesundheit: Herausforderungen annehmen, Lösungen schaffen. Bericht über die europäische ministerielle WHO-Konferenz.

Wittchen, Hans-Ulrich, & Hoyer, Jürgen (Eds.). (2011). Klinische Psychologie & Psychotherapie (2ed.). Berlin: Springer.

Psychische Störungen

Dominik Kraft, Silke Matura, Katharina Cless

3.1　Einleitung: Depressionen, Burnout und Ängste – 20

3.2　Depression – 20

3.3　Burnout – 22

3.4　**Angsterkrankungen – 23**
3.4.1　Panikstörung – 23
3.4.2　Soziale Angststörung – 24

　　Literatur – 25

Lernziele

- Bekommen Sie eine Idee davon, wann eine Depression, ein Burnout oder eine Angsterkrankung vorliegt.
- Lernen Sie gängige Therapiemöglichkeiten kennen.

3.1 Einleitung: Depressionen, Burnout und Ängste

In diesem Kapitel erfahren Sie, unter welchen Symptomen Betroffene von Depressionen, Burnout oder Angsterkrankung leiden. Depressive Störungen gehören zu den am häufigsten auftretenden psychischen Störungen – mit einer Prävalenz von circa 20 % erkrankt durchschnittlich jeder 5. Mensch einmal im Leben an einer Depression. An Angststörungen leiden in der Bevölkerung über die Lebensspanne hinweg etwa 10 % (Wittchen und Hoyer 2011). Genaue Zahlen über Betroffene des Burnout-Syndroms zu erlangen ist etwas schwieriger, da es trotz zunehmender medialer wie auch wissenschaftlicher Beachtung bis heute keine einheitliche Definition des Begriffs gibt. Konsens herrscht jedoch darüber, dass die Betroffenen ihre Beschwerden als Folge der Arbeitsbelastung wahrnehmen.

Insgesamt ist die Auftretenswahrscheinlichkeit der genannten Störungsbilder hoch, viele Betroffene sind arbeitsunfähig oder berentet (Wittchen und Hoyer 2011). Die Störungsbilder gehen häufig mit einer Einschränkung im Aktionsradius und im Verhaltensrepertoire einher und führen so zu einem erheblichen Leiden bei den Betroffenen.

3.2 Depression

- **Symptome**

Depressive Symptome können sich auf emotionaler Ebene (z. B. Niedergeschlagenheit, Schuld), kognitiver Ebene (z. B. Grübeln, Konzentrationsprobleme), physiologischer Ebene (z. B. Antriebslosigkeit, Schlafstörungen) und auf der Verhaltensebene (z. B. verlangsamte Sprache und Motorik) ausdrücken (Assion und Angst 2006). Viele Menschen erleben in ihrem Leben depressive Symptome, wie z. B. Antriebslosigkeit, allerdings spricht man erst von einer depressiven Störung, wenn die Symptome über einen gewissen Zeitraum wiederholt und in einer Intensität auftreten, die einer Behandlung bedürfen (Wittchen und Hoyer 2011). Um die Diagnose einer Depression nach den gängigen Diagnoseklassifikationssystemen *ICD-10: International Classification of Diseases and related health problems* (World Health Organization 1992) oder *DSM V: Diagnostic and statistical manual of mental disorders* (American Psychiatric Association 2013) stellen zu können, müssen über einen Zeitraum von zwei Wochen mindestens fünf depressive Symptome vorliegen.

> Die Depression hat viele Gesichter: Symptome können sich auf emotionaler Ebene, kognitiver Ebene, physiologischer Ebene oder auf der Verhaltensebene ausdrücken (z. B. emotionale Ebene: Niedergeschlagenheit; kognitive Ebene: Grübeln, physiologische Ebene: Antriebslosigkeit; Verhaltensebene: Verlangsamung).

Bei schwerwiegenden Depressionen besteht im Störungsverlauf die Gefahr von Suizidgedanken und im äußersten Fall von Suizidhandlungen (Wittchen und Hoyer 2011). Als Warnhinweise gelten dabei die konkrete Planung, soziodemographische Variablen (Alter, männliches Geschlecht) sowie gleichzeitig auftretende Störungen (z. B. Substanzabhängigkeit) (Hawton et al. 2013).

Das Auftreten und der Verlauf einer Depression gestalten sich höchst variabel. Eine erste depressive Episode tritt zumeist bei Erwachsenen schleichend im Alter von 25–35 Jahren auf. Die Depression ist eine phasenhaft verlaufende Erkrankung, dies bedeutet, dass sich Krankheitsphasen wie auch symptomfreie Perioden abwechseln können. Bei etwa einem Drittel der Betroffenen tritt nur eine Episode auf, bei einem weiteren Drittel gibt es rezidivierende (wiederkehrende) Episoden, deren Zwischenintervalle durch eine vollständige Remission (d. h., es bleiben keine depressiven Symptome zurück) gekennzeichnet sind. Beim übrigen Drittel aller Betroffenen muss mit einem chronischen Verlauf über mehrere Jahre gerechnet werden; dies bedeutet, dass sich trotz Therapie höchstens eine Teilremission einstellt (Wittchen und Hoyer 2011).

Aufgrund der hohen Heterogenität depressiver Störungen lassen sich die Entstehungsbedingungen am besten in einem Vulnerabilitäts-Stress-Modell darstellen. Dabei wird angenommen, dass prädisponierende Faktoren (z. B. genetische Aspekte, Verlusterfahrungen) zu einer erhöhten Vulnerabilität, d. h., Verletzlichkeit, für die Entwicklung einer psychischen Störung, beitragen. Treten dann auslösende Ereignisse (z. B. Stressoren, kritische Lebensereignisse) auf, kann es in Abhängigkeit psychologischer, entwicklungsbiologischer wie auch sozialer Prozesse zum Auftreten eines depressiven Symptoms kommen (Wittchen und Hoyer 2011).

- **Behandlung**

Zur Behandlung der Depression werden oftmals psychopharmakologische Ansätze mit psychotherapeutischen Verfahren kombiniert. Weitere somatische Behandlungsverfahren, z. B. Schlafentzug oder Elektrokrampftherapie (EKT), können bei bestimmten depressiven Subgruppen indiziert sein. Je nach Krankheitsphase können die Behandlungsbausteine variieren. In der Akutphase steht primär die schnelle Reduktion der depressiven Symptomatik im Vordergrund. Ist eine Remission erreicht, sollte für weitere 3–6 Monate eine Erhaltungstherapie, sowohl medikamentös als auch psychotherapeutisch, durchgeführt werden. Aufgrund des hohen Rückfallrisikos ist es auch nach einer vollständigen Genesung sinnvoll, weiterhin prophylaktische Maßnahmen z. B. in Form von regelmäßiger sportlicher Aktivität durchzuführen (Wittchen und Hoyer 2011).

- **Die Bedeutung von Sport und Bewegung bei Depressionen**

Die Bedeutung von Sport und Bewegung für die Behandlung leichter bis moderater Depressionen wurde in großen Studien bestätigt. Wissenschaftliche Übersichtsarbeiten belegen, dass depressive Symptome durch regelmäßig durchgeführte körperliche Aktivität abnehmen (Cooney et al. 2013; Wegner et al. 2014). Auch das Risiko, überhaupt an einer Depression zu erkranken, ist bei sportlich aktiven Menschen geringer (Mammen und Faulkner 2013). So zeigte beispielsweise eine niederländische Studie mit über 7000 Teilnehmern, dass die depressive Symptomatik deutlich schneller zurückging, wenn die Patienten regelmäßig Sport trieben (Ten Have et al. 2011). Inzwischen geht man davon aus, dass regelmäßige Bewegung eine wichtige Ergänzung zur medikamentösen und psychotherapeutischen Behandlung von Depressionen darstellt (Cooney et al. 2013).

Die Wirkungsweise von Sport auf das Gehirn wurde vielfach untersucht. So weiß man inzwischen, dass Sport – ähnlich wie ein Antidepressivum – den Serotoninspiegel im Gehirn steigen lässt und sich so positiv auf die Stimmung auswirkt (Dey et al. 1992; Meeusen und De Meirleir 1995). Zudem verringert Sport die Freisetzung von Stresshormonen (Gouarne et al. 2005).

Aus psychologischer Perspektive kann man davon ausgehen, dass das Gefühl, den inneren Schweinehund überwunden und etwas geleistet zu haben, die Selbstwirksamkeit und das Kontrollerleben steigert. Die überzeugende Studienlage zur Wirksamkeit von Sport gegen depressive Symptome führte sogar dazu, dass körperliches Training (im Sinne von Sport) als nichtmedikamentöse Therapieform in die S3-Leitlinien zur Behandlung depressiver Störungen aufgenommen wurden (DGPPN 2015).

- **Sport statt Antidepressivum?**

Bedeuten die Erkenntnisse zur antidepressiven Wirkung sportlicher Aktivität, dass wir gar keine Psychopharmaka oder Psychotherapie mehr brauchen, wenn Patienten sportlich aktiv sind? Dieser Frage widmeten sich zwei Untersuchungen: In einer US-amerikanischen Studie von 1999 untersuchten Prof. James A. Blumenthal und Kollegen insgesamt 156 Patienten mit depressiver Störung. Ein Teil der Patienten absolvierte 4 Monate lang 3-mal wöchentlich ein Ausdauertraining auf einem Laufband. Die Effekte waren recht gut: Die Depressionswerte nahmen ab. Die Forscher verglichen die Sportgruppe zudem noch mit depressiven Patienten, die antidepressive Medikamente erhielten. Beide Gruppen reduzierten den Schweregrad ihrer Depression. In der Gruppe mit medikamentöser Behandlung nahmen die Depressionswerte aber schneller ab. Ähnlich gingen Prof. Dr. Andreas Broocks und Kollegen (1998) in einer deutschen Studie vor: Sie untersuchten die Effekte von Laufbandtraining auf Angstsymptome. Die Ängste konnten sowohl nach Sport als auch nach Gabe von Medikamenten reduziert werden; in der Gruppe, die angstlösende Medikamente erhielt, gelang das allerdings schneller.

> Diese Befunde zeigen, dass körperliche Aktivität durchaus wirksam ist, aber idealerweise als ergänzende Therapiemaßnahme zu Psychotherapie und Medikation – und nicht als Ersatz.

3.3 Burnout

- **Symptome**

Der Begriff Burnout wurde in den 1970er-Jahren von dem Psychotherapeuten Herbert Freudenberger (1974) geprägt. Er beschrieb damit einen Zustand, bei dem sich die Beschäftigten in sozialen Berufen in Folge der Arbeitsbelastung müde, lustlos und überfordert fühlten. In den aktuellen Definitionen werden häufig drei Beschwerdedimensionen genannt: Betroffene berichten eine emotionale Erschöpfung hinsichtlich ihrer körperlichen und psychischen Reserven, Frustrationserlebnisse bei der Arbeit, die zu einer zynischen und zunehmend distanzierten Einstellung zur eigenen Arbeit führen, und eine damit einhergehende Leistungseinbuße (DGPPN 2012; Kaschka et al. 2011).

Burnout-Syndrom – Das Burnout-Syndrom ist gekennzeichnet durch emotionale Erschöpfung, Zynismus und Distanzierung zur Arbeit sowie damit einhergehende Leistungseinbußen.

Konsens herrscht darüber, dass die Betroffenen ihre Beschwerden als Folge der Arbeitsbelastung wahrnehmen. Für die genauen Entstehungsbedingungen des Syndroms fehlt jedoch eine ausreichende empirische Evidenz (DGPPN 2012). Im Rahmen eines bio-psycho-sozialen Modells wird aber eine Interaktion zwischen biologischen Risikokonstellationen (z. B. individuelle Belastungsgrenzen), psychologischen (z. B. Selbstverwirklichung, Selbstbestätigung, Perfektionismus) und arbeitsplatzbezogenen (z. B. dauernde Erreichbarkeit, Neuanforderungen) Bedingungsfaktoren angenommen (DGPPN 2012).

In den gängigen Klassifikationssystemen wird das Burnout-Syndrom nicht als eigenständige psychische Störung beschrieben: Im ICD-10 (WHO 1992) wird es unter der Zusatzcodierung Z 73.0 als Problem der Lebensbewältigung deklariert, wohingegen es im DSM-5 (APA 2013) keine Erwähnung findet.

Dennoch wurden bereits diagnostische Verfahren, die das subjektive Ausmaß der Beschwerden feststellen sollen, entwickelt. In den meisten Publikationen zu Burnout findet hierbei das Maslach-Burnout-Inventar (Maslach et al. 2001) Anwendung. Durch die unklare Differenzierung zu anderen Störungen (z. B. Chronic Fatigue Syndrom) und die große Heterogenität der Beschwerden können für Deutschland nur schwer Auftretenshäufigkeiten bestimmt werden (DGPPN 2012; Friedrich und Henningsen 2014). Als Anhaltspunkte für die mögliche Größenordnung können hier Studien aus der europäischen Union dienen: Laut einer Bevölkerungsbefragung sollen z. B. in Finnland 25 % der Erwachsenen an moderaten und 3 % an schweren Burnout-Beschwerden leiden (Honkonen et al. 2006).

- **Behandlung**

Trotz der klassifikatorischen und differentialdiagnostischen Unklarheiten des Burnout-Syndroms steht im Einzelfall die Prävention oder Behandlung der Beschwerden im Vordergrund. Je nach Schwere können unterschiedliche Ansätze hilfreich sein. Im Zusammenhang mit der Prävention/Behandlung fällt oftmals der Begriff der ausgeglichenen „Work-Life-Balance": Hier lassen sich Zeitmanagement, Entspannungsverfahren, Sport und der Abbau von Stressoren als Maßnahmen subsumieren (Friedrich und Henningsen 2014; Hillert und Marwitz 2006). Da aber auch die Bedingungen am Arbeitsplatz eine große Rolle spielen, sollten auf Organisationsebene ebenso Veränderungen angegangen werden. Therapeutische Verfahren, vorzugsweise verhaltensbasierte Verfahren, können die Betroffenen darüber hinaus z. B. hinsichtlich der Selbstwirksamkeit unterstützen. Zur Effektivität durch psychotherapeutische Behandlung kann aufgrund der Datenlage jedoch noch keine ausreichende Aussage getroffen werden (Kaschka et al. 2011).

- **Die Bedeutung von Sport und Bewegung bei Burnout**

Ähnlich wie bei der Depression hat Sport auf die Burnout-Symptomatik einen positiven Einfluss. Auf neurobiologischer Ebene führen vor allem die verringerte Freisetzung von Stresshormonen und die Steigerung des Serotoninspiegels zu einer

Verringerung der Burnout-Symptome. Ein wichtiger psychologischer Faktor ist zudem die Wiedererlangung des Gefühls von Kontrolle, wenn innere Widerstände überwunden und einer körperlichen Aktivität nachgegangen wird. Gerade das mangelnde Kotrollerleben ist ein essenzieller prädisponierender Faktor für die Entwicklung eines Burnout-Syndroms, und die sportliche Betätigung kann diesem mangelnden Kontrollerleben effektiv entgegenwirken. Zudem gibt der Sport Betroffenen die Möglichkeit, Aktivitäten außerhalb der Arbeit durchzuführen und so mehr Abstand zum Arbeitsalltag zu gewinnen. Das gezielte Einbauen von Arbeitspausen in Form von körperlicher Aktivität hilft, Frustrationserleben zu verringern und der emotionalen Erschöpfung entgegenzuwirken (Oertel-Knöchel und Hänsel 2016).

3.4 Angsterkrankungen

Zu den Angsterkrankungen gehören die Panikstörung und die Agoraphobie, die spezifischen Phobien, die soziale Phobie sowie die generalisierte Angststörung.

- Im Vordergrund der Panikstörung stehen wiederholt auftretende unerwartete Angstattacken, die mit intensiven Körpersymptomen einhergehen, derentwegen Besorgnis besteht (s. ▶ Abschn. 3.4.1). Die Lebenszeitprävalenz beträgt 3,5 %; das bedeutet, dass 3,5 % der Bevölkerung einmal in ihrem Leben an einer Panikstörung erkranken (Wittchen und Hoyer 2011).
- Im Vordergrund der Agoraphobie stehen kennzeichnendes Vermeidungsverhalten und Angst vor Situationen, in denen eine Flucht bei auftretenden Angstsymptomen schwierig wäre. Die Lebenszeitprävalenz beträgt 3–4 % (Wittchen und Hoyer 2011).
- Das Hauptmerkmal der sozialen Angststörung ist eine übermäßige und anhaltende Angst vor sozialen Situationen.
- Das Hauptmerkmal der spezifischen Phobie ist eine ausgeprägte und anhaltende Angst vor klar erkennbaren und umschriebenen Objekten oder Situationen (z. B. Spinnen, Höhe).
- Bei der generalisierten Angststörung bestehen ausgeprägte Angst und Sorgen, die sich auf verschiedene Themen und Ereignisse beziehen (nach DSM 5; APA 2013).

Das Lebenszeitrisiko, an einer generalisierten Angststörung oder sozialen Phobie zu erkranken, liegt etwa bei 7 % (Wittchen und Hoyer 2011).

Im Folgenden sollen die Panikstörung und die soziale Phobie näher betrachtet werden, da bei diesen Angsterkrankungen Sport eine besondere Bedeutung spielt.

3.4.1 Panikstörung

- **Symptome**

Die Panikstörung ist gekennzeichnet durch wiederkehrende Angstanfälle, die mit körperlichen Symptomen einhergehen, wie z. B. verstärkter Herzschlag, Schwindel, Benommenheit, Atemnot, Übelkeit oder Magen-/Darmprobleme, Schwitzen, Schmerzen oder Druck auf der Brust und Zittern oder Schütteln (Margraf und Schneider 1990). Es besteht hinsichtlich dieser Symptome deutliche Angst, z. B. Angst vor Kontrollverlust oder gefährlichen physischen Konsequenzen.

Bei einer Panikstörung spricht man häufig von einem „Teufelskreis der Angst" (◘ Abb. 3.1). Dieser

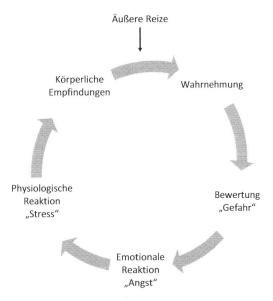

◘ Abb. 3.1 Teufelskreis der Angst. (Modifiziert nach Lang et al. 2012 mit freundlicher Genehmigung)

kann an verschiedenen Stellen beginnen: Beispielsweise nimmt man das eigene Herzklopfen wahr. Das Besondere ist nun, dass diese körperlichen Symptome nicht nur wahrgenommen, sondern auch als gefährlich eingestuft werden. Diese Gedanken führen zu Angstgefühlen. Dieses Gefühl geht dann wiederum mit einer Intensivierung von körperlichen Angstsymptomen einher. Diese werden auch wieder wahrgenommen und lösen noch stärkere Angst aus, und die Angstsymptome intensivieren sich immer weiter (Lang et al. 2012).

Panikstörung – Bei der Panikstörung werden körperliche Empfindungen (z. B. Herzklopfen) verstärkt wahrgenommen und hinsichtlich ihrer Ernsthaftigkeit fehlinterpretiert. Daraus resultieren Angstanfälle, welche die Körperreaktionen zusätzlich verstärken.

Im Verlauf entsteht häufig eine Erhöhung der Erregung durch die permanente Befürchtung, weitere Anfälle zu entwickeln. Außerdem verändert sich oft die Aufmerksamkeit. Der Körper wird mehr nach Symptomen abgesucht, und dadurch wird die Wahrnehmungsschwelle für körperliche Symptome gesenkt (Ehlers und Magraf 1989). Auch ein generell erhöhtes Stressniveau kann die Entstehung von Panikanfällen begünstigen.

- **Behandlung**

Die Behandlung der Panikstörung umfasst sowohl eine medikamentöse als auch eine psychotherapeutische Behandlung. Im Folgenden konzentrieren wir uns vor allem auf die psychotherapeutische Behandlung. Ein Kernstück der psychotherapeutischen Behandlung ist die Informationsvermittlung über Angstanfälle. Die Tendenz, Körpersymptome als gefährlich zu bewerten, soll unterbrochen und umgelernt werden. Hierzu müssen die angstintensivierenden Gedanken identifiziert, überprüft und korrigiert werden. Zusätzlich sollte auch eine Konfrontation mit gefürchteten Körpersymptomen stattfinden und so ein Gewöhnungsprozess in Gang gesetzt werden. Außerdem unterstützen diese Übungen noch weiter die Uminterpretation von Symptomen (Markgraf und Schneider 1990). Ebenfalls wird am allgemeinen Stressniveau gearbeitet. Parallel lernen Betroffene häufig Entspannungstechniken, um dem Angstkreislauf entgegenzuwirken.

3.4.2 Soziale Angststörung

- **Symptome**

Das Hauptmerkmal der sozialen Angststörung ist eine ausgeprägte und anhaltende Angst vor sozialen oder Leistungssituationen, in denen Peinlichkeiten auftreten können (DSM 5, APA 2013). Beispiele für soziale Situationen sind z. B. Unterhaltungen, Konferenzen, Flirten. Beispiele für Leistungssituationen sind öffentliches Reden, vor anderen essen oder trinken. Die Konfrontation mit diesen Situationen ruft eine Angst- und Schamreaktion hervor, oder die Situationen werden vermieden. Es finden sich auch Körpersymptome wie Zittern, Schwitzen oder Erröten.

Zentrales Merkmal von sozialen Angststörungen ist die Überzeugung oder Erwartung, dass andere Menschen das eigene Verhalten oder körperliche Symptome als peinlich bewerten (Stangier und Fydrich 2002).

Welche und wie viele verschiedene soziale Situationen Angst auslösen, ist individuell sehr verschieden. Es gibt Patienten, die nur sehr spezifische Situationen als angstbesetzt erleben, aber auch solche, die in den meisten sozialen Situationen Anspannung und verschiedene körperliche Symptome wie Schwitzen, Erröten bis hin zu Herzrasen und Atemnot erleben.

Soziale Angststörungen – Bei sozialen Angststörungen besteht eine übermäßige Angst hinsichtlich Situationen, in denen man mit anderen Menschen in Kontakt tritt. Die Angst wird durch eine anhaltende Überzeugung verstärkt, man könne sich unangemessen verhalten, oder körperliche Reaktionen (z. B. rot werden) könnten als peinlich bewertet werden.

Zur Entstehung und Aufrechterhaltung der sozialen Angststörung gibt es verschiedene Theorien. Nach dem kognitiven Modell von Clark und Wells (1995) gibt es verschiedene Komponenten, die bei der sozialen Angststörung beteiligt sind. Einerseits besteht eine negativ verzerrte kognitive Repräsentation des Selbst. Das bedeutet, dass es eine bestimmte Vorstellung gibt, wie man von anderen gerade gesehen wird. Als Folge entstehen die weiteren Komponenten, nämlich eine erhöhte Selbstaufmerksamkeit und Sicherheitsverhalten.

Die erhöhte Selbstaufmerksamkeit bedeutet, dass sich die betroffenen Personen in den angstbesetzten

Situationen selbst auf ihre Wirkung und auf mögliches Fehlverhalten hin beobachten. Dadurch werden deutlich mehr Angstsymptome wahrgenommen und auch als unangemessen fehlinterpretiert. Dies kann zu einem Aufschaukelungsprozess führen, der die Angst immer weiter anwachsen lässt. Dieser Prozess ist vergleichbar mit jenem, der oben zur Panikstörung beschrieben wurde, allerdings steht bei der sozialen Angststörung weniger die Angst um den Körper im Vordergrund als vielmehr die Angst vor der Blamage durch Sichtbarkeit von Körpersymptomen. Aktuell geht man davon aus, dass wahrscheinlich mehrere der oben genannten Faktoren bei der Entstehung einer sozialen Phobie zusammenspielen.

Patienten mit sozialer Angststörung neigen auch zu sogenannten „Sicherheitsverhaltensweisen." Hier handelt es sich um Verhaltensweisen, die helfen sollen, die Angst in sozialen Situationen zu reduzieren. Beispielsweise wird Makeup aufgetragen, um Erröten zu überdecken, oder Blickkontakt vermieden.

- **Behandlung**

Während der psychotherapeutischen Behandlung wird versucht, ein individuelles Störungsmodell zu erarbeiten, damit für die Patienten die Entstehung und auch die Aufrechterhaltung der Erkrankung erklärbar wird und die Behandlungsschritte abgeleitet werden können. Es wird dann an den im Erklärungsmodell erwähnten Faktoren angesetzt. Eine mit der Störung einhergehende erhöhte Selbstaufmerksamkeit wird bewusst gemacht und mit Übungen zur Aufmerksamkeitslenkung beeinflusst. Die Patienten werden verschiedenen sozialen Situationen ausgesetzt, die sie normalerweise vermeiden (Konfrontation). Auf diese Weise lernen sie, ein Risiko einzugehen und mögliche Fehler und Ablehnung zu ertragen. Je häufiger Patienten sich diesen Situationen aussetzen und die Erfahrung machen, dass die befürchteten negativen Konsequenzen nicht unbedingt eintreten, desto geringer wird allmählich die Anspannung in sozialen Situationen (Stangier und Fydrich 2002).

- **Die Bedeutung von Sport und Bewegung bei Angststörungen**

Paniksymptome führen häufig zu Vermeidungs- und Schonverhalten, beispielsweise indem man körperliche Aktivität reduziert, aus Angst vor den entstehenden Körpersymptomen (Margraf und Schneider 1999). Dies ist bei der Etablierung von Sport und Bewegung bei Panikpatienten zu beachten. Dieses Vermeidungsverhalten wirkt sich wiederum negativ auf die Erkrankung aus, da durch das fehlende Training Sport erst recht als anstrengend erlebt wird und verstärkt Körpersymptome wie Schwitzen, gesteigerten Atemrhythmus sowie gesteigerten Puls hervorruft. Sportliche Aktivität könnte im Sinne des Behandlungskonzeptes als Symptomprovokation, d. h., Konfrontation mit und Gewöhnung an Körpersymptome genutzt werden. Außerdem wirkt sich regelmäßige Bewegung auch positiv auf das allgemeine Stressniveau aus. Studienergebnisse berichten zudem von positiven Effekten von sportlicher Aktivität auf Angstsymptome (Anderson und Shivakumar 2013; Dunn et al. 2001).

Zusammenfassung

In diesem Kapitel wird dargestellt, welche Symptome bei Depressionen, einem Burnout oder einer Angsterkrankung vorhanden sind. Die Störungsbilder gehen häufig mit einer Einschränkung im Aktionsradius und im Verhaltensrepertoire einher und führen so zu einem erheblichen Leiden bei den Betroffenen. Sie haben einen Überblick über gängige psychotherapeutische Behandlungsmöglichkeiten und die Bedeutung von Sport und Bewegung für die Symptomatik erhalten. In den folgenden Kapiteln erfahren Sie, welche Auswirkungen die Symptome der Erkrankungen auf das Bewegungsverhalten haben, und Sie erfahren, welche Maßnahmen zur Erhöhung der Aktivität wichtig sind.

Literatur

American Psychiatric Association (2013). Diagnostic and statistical manual of mental disorders (5th ed.) Washington, DC: American Psychiatric Association.

Anderson, E., & Shivakumar, G. (2013). Effects of exercise and physical activity on anxiety. Front Psychiatry, 4, 27. doi: 10.3389/fpsyt.2013.00027.

Assion, H-J., & Angst, J. (Eds.). (2006). Handbuch bipolare Störungen: Grundlagen – Diagnostik – Therapie. Stuttgart: Kohlhammer.

Blumenthal, J.A., Babyak, M.A., Moore, K.A., Craighead, W.E., Herman, S., Khatri, P., Waugh, R., Napolitano, M.A., Forman, L.M., Appelbaum, M., Doraiswamy, P.M., & Krishnan, K.R. (1999). Effects of exercise training on older patients with major depression. Arch Intern Med, 159(19), 2349–2356.

Broocks, A., Bandelow, B., Pekrun, G., George, A., Meyer, T., Bartmann, U., Hillmer-Vogel, U., & Ruther, E. (1998). Comparison of aerobic exercise, clomipramine, and placebo in the treatment of panic disorder. Am J Psychiatry, 155(5), 603–609.

Burisch, M. (2010). Das Burnout-Syndrom (4 ed.). Heidelberg: Springer.

Clark, D.M., & Wells, A. (1995). A cognitive model of social phobia. In R.G. Heimberg. M. Liebowitz, D. Hope & F. Schneider (Eds.), Social Phobia: Diagnosis, assessment, and treatment (pp. 69–93). New York: Guilford.

Cooney, G. M., Dwan, K., Greig, C. A., Lawlor, D. A., Rimer, J., Waugh, F. R.,... Mead, G. E. (2013). Exercise for depression. Cochrane Database Syst Rev (9), CD004366

Dey, S., Singh, R. H., & Dey, P. K. (1992). Exercise training: significance of regional alterations in serotonin metabolism of rat brain in relation to antidepressant effect of exercise. Physiol Behav, 52 (6), 1095–1099.

DGPPN. (2012). Positionspapier der Deutschen Gesellschaft für Psychiatrie, Psychotherapie und Nervenheilkunde (DGPPN) zum Thema Burnout. https://www.dgppn.de/fileadmin/user_upload/_medien/download/pdf/stellungnahme/192012/stn-2012-03-07-burnout.pdf. Zugegriffen: 15.06.2016.

DGPPN (2015). S3-Leitlinie/Nationale VersorgungsLeitlinie Unipolare Depression. Langfassung (2. Auflage, Version 1). Heidelberg: Springer

Dunn, A. L., Trivedi, M. H., & O'Neal, H. A. (2001). Physical activity dose-response effects on outcomes of depression and anxiety. Med Sci Sports Exerc, 33 (6 Suppl), S587–597; discussion 609–510

Ehlers A., Margraf J., (1989). The psychophysiological model of panic attacks. In P.M.G. Emmelkamp, W.T.A.M.Everaerd, F. Kraaimaat, &M.J.M. Van Son (Eds.), Fresh Perspectives on Anxiety Disorders. Amsterdam: Swets & Zeitlinger.

Freudenberger HJ (1974). Staff Burn-Out. Journal of Social Issues, 30 (1), 159–165.

Friedrich, H.-C., & Henningsen, P. (2014). Burnout-Syndrom – aus medizinischer Sicht. MedSach, 4, 142–146.

Gouarne, C., Groussard, C., Gratas-Delamarche, A., Delamarche, P., & Duclos, M. (2005). Overnight urinary cortisol and cortisone add new insights into adaptation to training. Med Sci Sports Exerc, 37 (7), 1157–1167.

Hawton, K., Casanas, I. Comabella C., Haw, C., & Saunders, K. (2013). Risk factors for suicide in individuals with depression: a systematic review. J Affect Disord, 147 (1–3), 17–28.

Hillert, A., & Marwitz, M. (2006). Die Burnout-Epidemie oder brennt die Leistungsgesellschaft aus? München: CH Beck.

Hoffmann, N., Hofmann, B. (2008). Exposition bei Ängsten und Zwängen. Praxishandbuch. Beltz PVU. Weinheim, Basel.

Honkonen, T., Ahola, K., Pertovaara, M., Isometsa, E., Kalimo, R., Nykyri, E.,… Lonnqvist, J. (2006). The association between burnout and physical illness in the general population– results from the Finnish Health 2000 Study. J Psychosom Res, 61 (1), 59–66.

Kaschka, W. P., Korczak, D., & Broich, K. (2011). Burnout: a fashionable diagnosis. Dtsch Arztebl Int, 108 (46), 781–787.

Lang, T., Helbig-Lang, S., Westphal, D., Gloster, A.T., Wittchen, H-U. (2012). Expositionsbasierte Therapie der Panikstörung mit Agoraphobie. Göttingen: Hogrefe.

Mammen, G., & Faulkner, G. (2013). Physical activity and the prevention of depression: a systematic review of prospective studies. Am J Prev Med, 45 (5), 649–657. doi: 10.1016/j.amepre.2013.08.001.

Margraf, J., Schneider, S. (1990). Panik Angstanfälle und ihre Behandlung. Berlin, Heidelberg: Spinger.

Margraf J, Schneider S. (1999). Paniksyndrom und Agoraphobie. In Margraf (Ed.) Lehrbuch der Verhaltenstherapie Band 2. Springer 1999) S. 1–27.

Maslach, C., Schaufeli, W. B., & Leiter, M. P. (2001). Job burnout. Annu Rev Psychol, 52, 397–422. doi: 10.1146/annurev.psych.52.1.397

Meeusen, R., & De Meirleir, K. (1995). Exercise and brain neurotransmission. Sports Med 20 (3), 160–188.

Oertel-Knöchel, V., Hänsel, F. (Eds.) (2016). Aktiv für die Psyche. Sport und Bewegungsinterventionen bei psychisch kranken Menschen. Heidelberg: Springer.

Ten Have, M., de Graaf, R., & Monshouwer, K. (2011). Physical exercise in adults and mental health status findings from the Netherlands mental health survey and incidence study (NEMESIS). J Psychosom Res, 71 (5), 342–348. doi: 10.1016/j.jpsychores.2011.04.001

Stangier, U., Fydrich, T. (2002). Soziale Phobie und Soziale Angststörungen. Göttingen, Bern, Toronto, Seattle: Hogrefe.

Schneider, F., Weiss, U., Kessler, C., Muller-Gartner, H.W., Posse, S., Salloum, J.B., Grodd, W., Himmelmann, F., Gaebel, W. Birbaumer, N., (1999). Subcortical correlates of differential classical conditioning of aversive emotional recations in social phobia. Biological psychiatry, 45, 863–871.

Wegner, M., Helmich, I., Machado, S., Nardi, A. E., Arias-Carrion, O., & Budde, H. (2014). Effects of exercise on anxiety and depression disorders: review of meta- analyses and neurobiological mechanisms. CNS Neurol Disord Drug Targets, 13 (6), 1002–1014.

World Health Organization(1992). The ICD-10 Classification of mental and behavioural disorders: Clinical description and diagnostic guidelines. Geneva: WHO.

Wittchen, H-J., & Hoyer, J. (Eds.). (2011). Klinische Psychologie & Psychotherapie (2 ed.). Berlin: Springer.

Psychische Probleme und Bewegungsverhalten

Viola Oertel, Tobias Engeroff, Miriam Bieber, Tarek Al-Dalati, Silke Matura

4.1 Einleitung: Meine Psyche und meine Bewegung – 28

4.2 Niedergeschlagene Stimmung – 28

4.3 Demotivierende Gedanken – 29

4.4 Energielosigkeit – 30

4.5 Ängste – 30

4.6 Mangel an Selbstvertrauen – 31

Literatur – 32

© Springer-Verlag GmbH Deutschland 2017
V. Oertel, S. Matura (Hrsg.), *Bewegung und Sport gegen Burnout, Depressionen und Ängste*,
DOI 10.1007/978-3-662-53938-5_4

Lernziele

- In diesem Kapitel soll vermittelt werden, wie sich psychische Probleme auf das Bewegungsverhalten auswirken.
- Sie erhalten ein Gefühl dafür, warum es wichtig ist, sich über das eigene Bewegungsverhalten Gedanken zu machen, und wie Bewegung psychische Symptome mildern kann.

4.1 Einleitung: Meine Psyche und meine Bewegung

> Psyche und Körper hängen eng miteinander zusammen.

- Haben Sie schon einmal festgestellt, dass Sie sich nach einem Streit mit einer anderen Person müde und erschöpft fühlten – als hätten Sie körperlich gearbeitet?
- Oder haben Sie einmal bemerkt, dass beispielsweise Zahnschmerzen Sie reizbar und ungeduldig werden lassen?
- Vielleicht kennen Sie das auch: Sie sind traurig oder niedergeschlagen und haben keine Lust, sich zu bewegen oder sportlich aktiv zu werden?

In diesem Kapitel wollen wir ein Bewusstsein dafür schaffen, inwiefern sich psychische Probleme auf Ihr Bewegungsverhalten auswirken. Daher möchten wir jetzt anhand einer Reihe von Beispielen mit Ihnen gemeinsam überlegen, welche Zusammenhänge zwischen dem Bewegungsverhalten und psychischen Symptomen bestehen; und am Ende wollen wir dann gemeinsam überlegen, wie Sie trotz psychischer Symptome Ihr Bewegungsverhalten beibehalten oder sogar verbessern können.

Im Folgenden finden Sie eine Auflistung von psychischen Problemen, die bei Burnout, depressiven Störungen und Angsterkrankungen vorkommen und bei denen eine Auswirkung auf das Bewegungsverhalten zu erkennen ist. Die Auflistung wird jeweils durch eine Rubrik „Gegenrezept" ergänzt. Diese Vorschläge sollen Ihnen einen Überblick über mögliche Wege geben, trotz der psychischen Probleme regelmäßig sportlich aktiv zu sein. Für weitere hilfreiche und detaillierte Tipps und Hinweise lesen Sie auch gerne ▶ Kap. 12, „Barrieren überwinden".

4.2 Niedergeschlagene Stimmung

In den allermeisten Fällen gehen eine niedergeschlagene Stimmung und eine Antriebshemmung mit Belastungen im Leben einher. Rückzug und Isolation werden dann wahrscheinlich und stehen meist in Konflikt mit unseren Wunschgewohnheiten, die wir umsetzen wollen. Bleiben Erfolgserlebnisse dadurch dann aus, verschlechtert dies zunehmend die Stimmung, und man gerät schleichend in einen Sog, aus welchem man – unten angekommen – nur mühselig wieder herauskommt.

Auswirkung auf das Bewegungsverhalten Die niedergeschlagene Stimmung führt häufig zu Antriebsmangel und Inaktivität. Statt sich aufzuraffen und eine Runde im Park zu laufen oder gemeinsam mit anderen im Verein Sport zu treiben, möchte man sich lieber zurückziehen, auf der Couch sitzen und sich schonen. Schon die Vorstellung, sich durch sportliche Aktivität „quälen" zu müssen, kann dazu führen, dass der Sport ganz vermieden wird. Selbst ein Spaziergang im Park kann bei niedergeschlagener Stimmung schon als eine große Hürde wahrgenommen werden und wird dann lieber vermieden.

Dies ist umso gravierender, als sportliche Aktivität nachweislich die Stimmung verbessern kann. Auf biologischer Ebene vermutet man, dass sportliche Aktivität verschiedene Prozesse anstößt. Beispielsweise soll eine höhere Ausschüttung von Glückshormonen (Endorphin- oder Serotoninausschüttung) zu den beschriebenen Stimmungsveränderungen führen (Dey et al. 1992). Interessanterweise können nicht alle Untersuchungen diese Theorie bestätigen. Somit ist es wahrscheinlich, dass noch andere Mechanismen eine Rolle spielen. Infrage kommen hierfür, unter anderem, physiologische Faktoren wie Veränderungen der Muskelanspannung, der Körpertemperatur oder des Blutflusses sowie die Wirkung von Botenstoffen im Gehirn. Auch Veränderungen wie eine gesteigerte Kompetenzwahrnehmung, Selbstwirksamkeit und Selbstsicherheit beim Ausüben sportlicher Aktivität können sich auf die Selbstachtung und die Stimmung auswirken (Fox 1999). Auf Basis der aktuellen Erkenntnisse ist anzunehmen, dass eine Kombination dieser Veränderungen letztendlich zu einer unmittelbaren und dauerhaften positiven Veränderung der Stimmung führt.

Gegenrezept

Gerade wenn man sich niedergeschlagen fühlt, ist es wichtig, sich bewusst zu machen, dass sportliche Aktivität ein wirksames Mittel zur Stimmungsverbesserung sein kann. Besonders geeignet zur Stimmungsaufhellung ist Ausdauertraining. Es kann zeitlich und örtlich flexibel durchgeführt werden, und für die Durchführung ist kein teures Material notwendig.

In wissenschaftlichen Untersuchungen konnte ermittelt werden, dass bereits bei moderater Intensität des Trainings gute Wirkungen auf die Stimmung erzielt werden. Intensive Aktivität konnte vergleichbare Wirkungen erzielen (Buckworth und Dishman 2002) und kann alternativ durchgeführt werden. Im Gegensatz hierzu konnte körperliche Aktivität niedriger Intensität wie z. B. Stretching keine vergleichbare Wirkung erzielen und ist somit weniger empfehlenswert (Dunn et al. 2005). Was die Dauer und Häufigkeit der sportlichen Aktivität betrifft, sollte hier jeder für sich das richtige Maß finden. Die allgemeinen Empfehlungen von insgesamt 150 min Gesamtdauer pro Woche (in mehreren Einheiten von mindestens 10-minütiger Dauer) können gerade zu Beginn und bei Vorliegen psychischer Probleme als Überforderung erlebt werden. Wichtig ist hier zu erkennen, dass es sich um ein langfristiges Ziel handelt, das nicht gleich in den ersten Wochen erreicht werden muss. Beginnen Sie mit Ausdaueraktivitäten wie Radfahren, Laufen, Schwimmen oder Rudern in einem zeitlichen Rahmen, den Sie gut bewältigen können, und steigern Sie die Dauer dann langsam. Auch Kräftigungsübungen können empfohlen werden und sollten in Dauer und Intensität langsam gesteigert werden (Dunn et al. 2001).

4.3 Demotivierende Gedanken

Depressiv verzerrte Gedanken erschweren das aktive Gestalten des Lebens (Wittchen und Hoyer 2011) Ein Beispiel für solche Gedanken sind Vergleiche der aktuellen Situation mit zurückliegenden Lebensphasen oder anderen Personen, die oftmals verzerrt ausfallen können. In depressiven Phasen kritisieren sich Menschen oft stark selbst oder setzen sich unter Druck. Dies kann entweder sein, weil sie nicht die gewohnte Leistung aus gesunden Phasen oder im Vergleich zu anderen eine geringere Leistung erbringen („Früher habe ich das doch auch geschafft, warum klappt es jetzt nicht mehr", „Anderen fällt es viel leichter als mir, irgendetwas mache ich sicher falsch"). Demotivierende Gedanken führen häufig auch zu einer Energie- und Antriebslosigkeit. Hierdurch kann sich eine Abwärtsspirale bilden, in der sich die genannten Faktoren gegenseitig verstärken und den psychischen Zustand so stetig verschlechtern. Die Gedanken suggerieren häufig auch sehr geringe Aussichten auf Erfolg („Was soll Sport schon bringen, wenn ich jetzt ein bisschen Sport mache – das ändert doch sowieso nichts").

Auswirkung auf das Bewegungsverhalten Demotivierende Gedanken führen häufig dazu, dass Sportarten, bei denen man sich mit Anderen vergleichen kann, vermieden werden.

Diese Vermeidungsstrategien können Mannschaftssportarten wie Volleyball oder Fußball, bei denen ein Vergleich mit der Leistung anderer auf der Hand liegt, einschließen. In besonders ungünstigen Fällen kann aber auch das gemeinsame Zumba-Workout mit anderen Teilnehmern bereits ein Problem darstellen. Auch Ausdauersportarten, die allein durchgeführt werden, stellen mitunter eine große Herausforderung dar. In diesem Fall können beispielsweise früher erbrachte Leistungen oder die oft genannte „eigene Messlatte" subjektiv nicht erreicht werden. Insgesamt können demotivierende Gedanken somit zu einer vermehrten Inaktivität führen, indem sie den inneren Antrieb hemmen oder die subjektiv empfundenen Erfolgsaussichten von sportlicher Aktivität mindern.

Gegenrezept

Eine Strategie, um demotivierende Gedanken zu bekämpfen, ist, sich der Ursache dieser Gedanken bewusst zu stellen. Gewöhnen Sie sich in einer vertrauten Situation an die neuen oder lange nicht ausgeübten Bewegungsabläufe und suchen Sie sich eine Sportgruppe, deren Leistungsniveau und Zielsetzung an Ihre Bedürfnisse angepasst ist. Oftmals treffen die Befürchtungen, nicht mit den anderen mithalten zu können, nicht ein, und die verzerrten Gedanken können so eine Korrektur erfahren. Allgemein ist es wichtig, die eigene Messlatte nicht zu hoch zu hängen – unabhängig davon, ob Sie allein oder in einer Gruppe trainieren. Seien Sie gnädig zu sich selbst und belohnen Sie sich, wenn Sie es geschafft haben, sich zum ersten Training aufzuraffen und es hinter sich zu bringen. Es ist jetzt nicht wichtig, ob Sie die eigenen Standards erfüllen, die Sie an sich setzen, sondern ganz allein, dass Sie es geschafft haben, den inneren Schweinehund zu überwinden.

▶ **Bei demotivierenden Gedanken, die oft mit perfektionistischen Gedanken gepaart sind, empfehlen sich vor allem Sportarten, die Ihnen schon immer Spaß gemacht haben und bei denen der Wettkampfgedanke nicht im Vordergrund steht.**

Stellen Sie die Ansprüche an sich selbst nicht gleich zu hoch. Wer sich nach mehrmonatiger Pause einen 10-km-Lauf vornimmt, wird nahezu zwangsläufig die Erfahrung machen, dass er nicht mehr so fit ist wie früher. Es empfiehlt sich, erst einmal individuell angepasste und somit oftmals kleinere Ziele zu setzen, die eine höhere Chance auf Erfolgserlebnisse mit sich bringen. Lesen Sie hierzu auch ▶ Kap. 12, „Barrieren überwinden".

4.4 Energielosigkeit

Energielosigkeit und Erschöpfung sind häufige Symptome der Depression, können aber auch außerhalb von Depressionen phasenweise auftreten und stellen eine große Hürde für die Ausführung von sportlichen Aktivitäten dar. Gerade unmittelbar vor der Entscheidung für oder gegen Bewegung, die man immer wieder aufs Neue treffen muss, bevor sich eine Gewohnheit eingestellt hat, können diese Symptome das Zünglein an der Waage sein.

Auswirkung auf das Bewegungsverhalten Wer sich erschöpft und ohne Energie fühlt, wird vor allem die Tendenz haben, sich zu schonen. Das vermehrte Ruhebedürfnis hat häufig den Wunsch nach Rückzug auf die Couch oder sogar ins Bett zur Folge. Oft hat dies nicht den erhofften Erholungseffekt, sondern verstärkt noch das Gefühl der Energielosigkeit.

Gegenrezept
Schon eine kurze sportliche Aktivität (s. ▶ Kap. 18, „Bewegungen für zwischendurch: 15-Minuten-Tipps") kann ausreichen, um neue Energie zu schöpfen. Falls Erschöpfungsgefühle eine Folge von Überforderung und Belastungen sind, empfehlen sich stressreduzierende Übungen, die sowohl auf körperlicher als auch auf geistiger Ebene wirken können.

▶ **Wenn Sie unter Energielosigkeit leiden, empfehlen sich eine kurze sportliche Aktivität (s. ▶ Kap. 18) und stressreduzierende Übungen.**

Bekannte Beispiele für solche Bewegungsformen, bei denen eine allgemein entspannende und stressreduzierende Wirkung untersucht wurde, sind Yoga (Chong et al. 2011) oder Tai Chi (Wang et al. 2009). Diese Trainingsformen stehen oftmals mit einer speziellen Bewegungslehre und Philosophie in Verbindung, und es wird eine Auswirkung auf unterschiedlichen Ebenen angenommen: sowohl auf metabolischer Ebene mittels Veränderung des Stresshormon-Pegels als auch auf der psychologischen Ebene mittels Ablenkung vom Alltag bei gleichzeitiger Aufmerksamkeit für das „Hier und Jetzt" (Robert-McComb et al. 2015).

Aus aktuellen Untersuchungen lässt sich eine Empfehlung für Tai Chi- und Yoga-Übungseinheiten von 60–90 min zwei- bis dreimal pro Woche ableiten (Li und Goldsmith 2012; Wang et al. 2009). Vergleichbar zum Ausdauersport können aber auch „Mind-Body"-Übungen in kurzen Einheiten (ca. 15 min) als bewusste Pause im Arbeitsalltag eingesetzt werden. Spezielle Yoga-Übungen können im Sitzen durchgeführt werden und bieten sich für Bürotätige besonders an (Melville et al. 2012).

4.5 Ängste

Ein häufiges Symptom von Depressionen ist eine vermehrte Ängstlichkeit. Auch eine erhöhte Alarmbereitschaft für körperliche Veränderungen, wie sie bei Panikstörungen (s. ▶ Kap. 3) auftritt, kann die Ausführung von sportlichem Training sehr erschweren. Wenn Sie unter Paniksymptomen leiden, nehmen

Sie körperliche Reaktionen auf Anstrengungen (vermehrtes Schwitzen, erhöhter Puls, schnelleres Atmen) als Zeichen für eine Angstsituation wahr. Darauf folgt, dass Sie wahrscheinlich in den Angstkreislauf einsteigen (s. ▶ Kap. 3), da körperliche Reaktionen auf Angst den Anstrengungszeichen des Körpers bei körperlicher Betätigung sehr ähneln können (Wittchen und Hoyer 2011). Während Sie aktiv sind, zeigen sich Veränderungen der Vitalparameter. Die Herzfrequenz wird ebenso wie der Blutdruck und die Atemfrequenz steigen. Vermutlich wird Ihnen warm werden, und Sie beginnen zu schwitzen. Diese Reaktion ist normal und soll dazu dienen, Ihren Körper in die Lage zu versetzen, mit der körperlichen Belastung umzugehen. Vielen Betroffenen fällt es schwer, die Signale des Körpers als eine notwendige und völlig ungefährliche Anpassungsreaktion zu sehen. Eine Befürchtung, der Belastung nicht standhalten zu können, sich übernommen zu haben oder körperlich zu versagen und die Kontrolle zu verlieren, kann das Ergebnis sein. In extremen Fällen kommen gar Phantasien über einen drohenden Herzinfarkt oder den Verlust des Bewusstseins auf. In der hier zu findenden Beschreibung gehen wir davon aus, dass eine Angststörung sicher diagnostiziert ist und dass somatische Erkrankungen ausgeschlossen wurden.

Auswirkung auf das Bewegungsverhalten Personen mit Angststörungen vermeiden häufig Situationen, die körperlich anstrengend sind, um die genannten körperlichen Reaktionen nicht zu verspüren. Zudem sind sie ängstlich vor neuen, unbekannten Übungen und trauen sich wenig zu.

Gegenrezept
Bei der Ausführung von sportlicher Aktivität ist es hilfreich, den Trainer oder Mitsportler darüber zu informieren, dass Angstsymptome auftreten können. Es gibt mehrere Wege, damit umzugehen: Sie können langsam und schrittweise Ihre Aktivität steigern und wieder mehr Gefühl für Ihre körperlichen Reaktionen bekommen. Gewinnen Sie Sicherheit, wenn Sie merken, dass leichte Anstrengungen zwar körperliche Reaktionen hervorrufen, diese aber keine Anzeichen für eine Gefahr, die mit Angst verbunden ist, darstellen. Hilfreich ist es hier auch, wenn ein Trainer oder ein Mitsportler Sie in der Uminterpretation von Körpersignalen immer wieder bestätigt: „Du bist angestrengt, aber du musst dich nicht sorgen. Es besteht keine Gefahr". Wenn Sie sich bei einer Übung oder bei einer Intensität sicher fühlen, können Sie dann schrittweise das Pensum steigern.

4.6 Mangel an Selbstvertrauen

Ein besonders im Kontext von Bewegungsverhalten heikles Symptom ist auch der Verlust von Selbstvertrauen. Versagensängste oder Versagenserwartungen machen es schwer, neue Projekte zu beginnen. Gleichzeitig führt die Vermeidung neuer Herausforderungen zu einem Mangel an Erfolgen und damit zu einer weiteren Verschlechterung des Selbstvertrauens.

Auswirkung auf das Bewegungsverhalten Bei einem Mangel an Selbstvertrauen traut man sich häufig nicht, neue Sportarten oder Gewohnheiten zu beginnen oder seine Leistungsgrenzen auszutesten.
So schreckt man vor neuen Übungen oder Bewegungsausführungen zurück und behält gewohnte Routinen beim Ausüben sportlicher Aktivität bei. Auch sind die Betroffenen häufig bei der Bewegungsausführung verkrampft. Auf dieser Basis lässt sich schlecht eine Leistungsverbesserung erzielen, und es ergeben sich keine Möglichkeiten, neues Selbstvertrauen zu entwickeln. Oft scheuen Personen mit niedrigem Selbstvertrauen die Vergleichssituation mit anderen. Dies kann mitunter dazu führen, dass stetig die gleichen, gut vertrauten Aktivitäten ausgeführt werden und der notwendige neue Reiz für einen Trainingseffekt durch neue Bewegungen oder eine Steigerung der Intensität oder Dauer ausbleibt.

Gegenrezept
Bei mangelndem Selbstvertrauen kann es hilfreich sein, mit einem Trainer zu arbeiten. Dieser kann bei der Auswahl geeigneter Aktivitätsformen helfen und den Einstieg in neue Sportarten durch Hilfestellungen erleichtern. Weiterhin kann er die Bereitschaft zur dauerhaften Ausübung von sportlicher Aktivität mit motivierenden Gesprächen und der Herausarbeitung positiver Aspekte wie der Verbesserung der Leistung oder dem guten Umgang

mit schwierigen Situationen fördern. Neben dem optimalen Einstieg erscheint es zudem wichtig, Prozesse rund um die sportliche Aktivität zu automatisieren. Das kann zum Beispiel bedeuten, dass das Training immer um eine bestimmte Uhrzeit und an festgelegten Tagen stattfindet. So kommen Betroffene seltener ins Nachdenken oder Überlegen, und Routinen für den positiven Umgang mit sportlicher Aktivität können sich leichter einstellen. Auch das Einführen von entspannenden Trainingsinhalten ohne Erfolgscharakter kann dazu führen, dass die „innere Anspannung" nachlässt und Betroffene offener für neue Übungen sind.

> Bei mangelndem Selbstvertrauen ist die Kombination von vertrauten Übungen mit neuen Anreizen und entspannenden Trainingsanteilen hilfreich. Zusätzlich ist das Bewusstmachen von persönlichen Erfolgen und positiven Aspekten der sportlichen Aktivität wichtig.

Zusammenfassung

In diesem Kapitel haben wir Ihnen einige Symptome vorgestellt, die typischerweise mit psychischen Störungen einhergehen. Doch auch dann, wenn keine psychische Störung vorliegt, können psychische Symptome wie Niedergeschlagenheit oder Energielosigkeit Sie am Ausüben einer sportlichen Aktivität hindern. Wie wir in diesem Kapitel hoffentlich zeigen konnten, ist sportliche Aktivität aber gerade dann besonders wichtig, wenn es uns psychisch nicht gut geht. Damit Sie es auch trotz eines gelegentlichen Stimmungstiefs schaffen, sich zu körperlicher Aktivität aufzuraffen, zeigen wir Ihnen in Sektion II, wie Sie sich selbst motivieren können und in Sektion III, wie Sie die richtige Sportart oder Bewegungsmöglichkeiten für sich finden.

Literatur

Buckworth J., Dishman RK. (2002). Exercise psychology. Leeds: Human Kinetics.

Chong, C. S., Tsunaka, M., Tsang, H. W., Chan, E. P., & Cheung, W. M. (2011). Effects of yoga on stress management in healthy adults: A systematic review. Altern Ther Health Med, 17 (1), 32–38.

Dey, S., Singh, R. H., & Dey, P. K. (1992). Exercise training: significance of regional alterations in serotonin metabolism of rat brain in relation to antidepressant effect of exercise. Physiology & behavior, 52 (6), 1095–1099.

Dunn, A. L., Trivedi, M. H., Kampert, J. B., Clark, C. G., & Chambliss, H. O. (2005). Exercise treatment for depression: efficacy and dose response. Am J Prev Med, 28 (1), 1–8. doi: 10.1016/j.amepre.2004.09.003

Dunn, A. L., Trivedi, M. H., & O'Neal, H. A. (2001). Physical activity dose-response effects on outcomes of depression and anxiety. Med Sci Sports Exerc, 33 (6 Suppl), S587–S597; discussion 609-510.

Fox, K. R. (1999). The influence of physical activity on mental well-being. Public Health Nutr, 2 (3A), 411–418.

Li, A. W., & Goldsmith, C. A. (2012). The effects of yoga on anxiety and stress. Altern Med Rev, 17 (1), 21–35.

Melville, G. W., Chang, D., Colagiuri, B., Marshall, P. W., & Cheema, B. S. (2012). Fifteen minutes of chair-based yoga postures or guided meditation performed in the office can elicit a relaxation response. Evid Based Complement Alternat Med 2012, 501986. doi: 10.1155/2012/501986

Paluska, S. A., & Schwenk, T. L. (2000). Physical activity and mental health: current concepts. Sports Med, 29 (3), 167–180.

Raglin, J. S. (1990). Exercise and mental health. Beneficial and detrimental effects. Sports Med, 9 (6), 323–329.

Robert-McComb, J. J., Cisneros, A., Tacon, A., Panike, R., Norman, R., Qian, X. P., & McGlone, J. (2015). The Effects of Mindfulness-Based Movement on Parameters of Stress. Int J Yoga Therap, 25(1), 79–88.

Wang, C., Schmid, C. H., Hibberd, P. L., Kalish, R., Roubenoff, R., Rones, R., & McAlindon, T. (2009). Tai Chi is effective in treating knee osteoarthritis: a randomized controlled trial. Arthritis Rheum, 61 (11), 1545–1553. doi: 10.1002/art.24832

Wittchen, H-J., & Hoyer, J. (Eds.). (2011). Klinische Psychologie & Psychotherapie (2 ed.). Berlin: Springer.

Körperliche Aktivität als Therapieform

Wegen der Seele ist es nötig, den Körper zu üben

Johannes Fleckenstein

5.1 Einleitung: Warum körperliche Aktivität „gut" ist – 34

5.2 Körperliche Aktivität zum richtigen Zeitpunkt – 34
5.2.1 Was ist präventive Bewegung? – 34
5.2.2 Körperliche Aktivität als Therapiebaustein – 35

5.3 Körperliche Aktivität im therapeutischen Alltag – 36

5.4 Körperliche Aktivität: Was kann ich selber tun? – 36

5.5 Körperliche Aktivität in der Therapieeinrichtung – 37

5.6 Körperliche Aktivität: Empfehlungen für die psychische Gesundheit – 37

Literatur – 38

© Springer-Verlag GmbH Deutschland 2017
V. Oertel, S. Matura (Hrsg.), *Bewegung und Sport gegen Burnout, Depressionen und Ängste*,
DOI 10.1007/978-3-662-53938-5_5

> Nur wo Körper- und Geistestätigkeit in geordneter lebendiger Wechselwirkung stehen, ist wahres Leben.
> *Friedrich Wilhelm August Fröbel*

Lernziele
- Machen Sie sich bewusst, warum körperliche Aktivität Ihnen gut tut.
- Erfahren Sie, welche Aspekte bei der Durchführung von körperlicher Aktivität bei Personen mit psychischen Problemen zu beachten sind.

5.1 Einleitung: Warum körperliche Aktivität „gut" ist

Einbußen in der psychischen Gesundheit und Einbußen in der körperlichen Leistungsfähigkeit hängen eng miteinander zusammen, denn körperliche Betätigung wie Gehen, von einem Stuhl aufstehen oder Treppensteigen sind Schlüssel zur Selbstständigkeit und stärken das psychische Wohlbefinden. Fällt z. B. das Gehen schwer, ist die selbständige Lebensführung unmittelbar gefährdet.

Ursache für einen körperlichen Leistungsverlust ist neben einer eigentlichen Grunderkrankung häufig die mangelnde körperliche Aktivität der Betroffenen. In der Folge kommt es dann zu einem Rückgang von wichtigen Voraussetzungen, um sich zu bewegen. Dazu zählen beispielsweise die muskuläre Kraft und der Gleichgewichtssinn.

Durch körperliche Aktivität (oft auch als Training bezeichnet) kann dem Abbau des körperlichen Leistungsvermögens, auch bei bestehender Erkrankung, effektiv entgegengewirkt werden. Regelmäßiges Training macht die Betroffenen laut wissenschaftlichen Studien kräftiger, die geistigen Funktionen verbessern sich ebenso wie die Koordination. Der Grund liegt darin, dass durch körperliche Aktivität die Durchblutung der Muskulatur ebenso angeregt wird wie die des Gehirns und dieses dadurch mehr Sauerstoff bekommt. In der Folge führt Bewegungsmangel neben der Minderdurchblutung des Gehirns außerdem zu Übergewicht und Herz-Kreislauf-Problemen. Und er beeinflusst unsere Psyche und unsere Motivation. Wer sich zu wenig bewegt, verliert die Fähigkeit, seine natürlichen körperlichen Bedürfnisse wie Hunger, Durst, Müdigkeit und sogar die Lust auf Sex wahrzunehmen. Ein Teufelskreis.

Häufig wird der behandelnde Arzt gefragt, ob ein psychisches Unwohlsein oder die Folgen von mangelder körperlicher Aktivität nicht mit der Einnahme von Tabletten zu lösen ist.

> Es gibt keine andere Maßnahme außer Bewegung, die den menschlichen Körper aktiviert. Eine gesunde und ausgewogene Ernährung stellt eine wichtige Voraussetzung für eine ausgewogene Bewegung dar, kann diese jedoch nicht ersetzen.

Wenn Sie nun sagen, Sie gehen lieber zum Kartenspielen oder zur Massage, anstatt sich körperlich zu betätigen, führen Sie bereits erste Schritte an körperlicher Aktivität durch. Entgegen weitverbreiteter Vorstellungen stellt jede Form von passiver oder aktiver Bewegung bereits eine Aktivität dar (s. ▶ Kap. 1, „Körperliche Aktivität"). Ein normaler Spaziergang erhöht die Durchblutung des Gehirns bereits um fast 15 %. Leichtes körperliches Training reicht also aus, um auch geistig beweglich zu bleiben. Sie müssen also kein Athlet sein, um Ihrem Körper und Geist etwas Gutes zu tun.

5.2 Körperliche Aktivität zum richtigen Zeitpunkt

> Es ist immer der richtige Zeitpunkt, um mit körperlicher Aktivität zu beginnen oder diese fortzuführen.

Prinzipiell sind zwei Formen der körperlichen Aktivität vorstellbar, um die psychische Gesundheit zu erhalten oder zu verbessern. Zum einen haben sportliche Aktivität und Bewegung einen präventiven Charakter, das heißt, sie tragen dazu bei, dass Krankheiten weniger oft oder weniger intensiv auftreten. Zum anderen stellt körperliche Aktivität einen wichtigen Therapiebaustein in der Behandlung von psychischen Störungen dar.

5.2.1 Was ist präventive Bewegung?

Aktuelle Studien zeigen, dass körperliche Aktivität jederzeit positiv auf unser psychisches Empfinden und die Leistung einwirkt. Eine regelmäßige körperliche Aktivität kann daher auch dem Verlust von psychischen Gesundheitsressourcen entgegenwirken. Doch welche Form der Aktivität ist gemeint? Die folgenden zwei Beispiele sollen Ihnen das breite Spektrum der Möglichkeiten darlegen.

- **Beispiel Stressabbau**

Früher reagierte der Mensch auf Stress mit Kampf. Sportliche Aktivität ist eine sozialverträgliche Variante dieser Reaktion (Kerr und Vlaswinkel 1995). Vor allem Menschen in ihren beruflichen Schaffensjahren leiden unter Stress. Die Stressreaktion wird durch die Stresshormone Adrenalin und Kortisol ausgelöst. Daraufhin pumpt das Herz schneller, der Blutdruck steigt. An sich ist das nicht schädlich, der Körper ist in Alarmbereitschaft. Dauerbelastung – und damit eine dauerhafte Erhöhung der Stresshormone – kann jedoch beispielsweise zu chronischem Bluthochdruck führen. Die Veränderungen des Gefäßsystems können letztlich Herzinfarkte verursachen (Du et al. 2015). Doch die Belastung der Psyche durch Stress führt nicht nur zu körperlichen Symptomen, ebenso kann eine Vielzahl von psychosomatischen Beschwerden auftreten. So findet man erhöhte Stresshormone ebenfalls bei Personen, die sich depressiv und hilflos fühlen. Diese negative Form des Stresserlebens nennt man auch Dysstress (Greenberg et al. 2002; Thoits 2010).

Körperliche Betätigung ist ein wichtiger Baustein, um Stress vorzubeugen. Sportwissenschaftliche Untersuchungen haben ergeben, dass hier beispielsweise Ausdauersportarten (z. B. Laufsport, ca. 30–60 min 3-mal pro Woche), aber auch Meditationstechniken helfen können. Die Forschung zeigt, dass durch ein Ausdauertraining der Stresshormonspiegel deutlich gesenkt wird (Nabkasorn et al. 2006). Regelmäßiges sportliches Training führt sogar dazu, dass selbst in Stresssituationen weniger Hormone ausgeschüttet werden. Stressbeladene Situationen können dann souveräner, ruhiger und selbstbewusster gelöst werden.

- **Beispiel Denkfähigkeit**

Zahlreiche wissenschaftliche Untersuchungen haben das Bewegungsverhalten von Menschen im zeitlichen Verlauf untersucht (Paillard 2015). Dabei zeigt sich, dass nicht unbedingt die Art der Aktivität, sondern vor allem die Kontinuität eine Rolle spielt. Menschen, die über einen Zeitraum von 10 Jahren den Umfang ihrer körperlichen Betätigung stark verringern, zeigen deutliche Einbußen ihrer Denkleistungen. Wer weniger als eine Stunde pro Woche etwas für seinen Körper tut, hat größere kognitive Einbußen im Alter (Paillard 2015). Eine amerikanischen Untersuchung zeigt, dass das Risiko, an Demenz zu erkranken, um fast 40 % reduziert werden kann, wenn man mindestens 3-mal pro Woche für 15 min spazieren geht, Fahrrad fährt, schwimmt, Krafttraining betreibt oder sich dehnt (Paillard 2015).

Zusammenfassend wird eine körperliche Aktivität im wöchentlichen Umfang von mindestens 3-mal einer halben Stunde als sinnvolle Vorbeugemaßnahme erachtet. Die Art der Betätigung scheint nicht vorrangig zu sein. Die Intensität der Betätigung sollte im leichten bis mittleren Bereich liegen. Beim Fahrradfahren sollte es beispielsweise so sein, dass Sie zwar gegen einen Widerstand treten, aber das Gefühl haben, locker (also über einen längeren Zeitraum hinweg) auf diese Weise weitertreten zu können.

5.2.2 Körperliche Aktivität als Therapiebaustein

Für einen Beginn oder eine Steigerung der körperlichen Aktivität ist es nie zu spät. Zu jedem Zeitpunkt einer Erkrankung hat sich die Hinzunahme von körperlicher Aktivität als hilfreich erwiesen: Nach Operationen, nach Verletzungen, in der Behandlung von Krebserkrankungen (Loughney et al. 2015). Auch in der Behandlung von psychischen Problemen ist körperliche Aktivität ein wichtiger Baustein (Van der Zwan et al. 2015).

- **Beispiel Schizophrenie**

Die Schizophrenie gehört zu den psychischen Erkrankungen. Die Patienten leiden – neben oftmals wahnhaften Vorstellungen – unter einer Vielzahl charakteristischer Störungen, die fast alle Bereiche der Psyche betreffen, darunter die Wahrnehmung, das Denken oder den Antrieb und die Psychomotorik. Eine taiwanesische Untersuchung zeigt beispielsweise, dass im Vergleich zu reinen Dehnungen eine körperliche Betätigung auf dem Laufband zu einer deutlichen Verbesserung der kognitiven Funktionen führte (Su et al. 2016). Diese Effekte finden sich auch bei anderen psychischen Beschwerdebildern, wie bei Depressionen oder Demenzerkrankungen (Hauer et al. 2012).

- **Beispiel Demenz**

Bei Demenzkranken ist es besonders wichtig, vertraute Bewegungen anzubieten. Bewegungen, die man früher gelernt hat, bleiben nämlich im Langzeitgedächtnis erhalten. Bei vielen Patienten ist dies beispielsweise das Tanzen. Tanzen vereint Bewegung, Koordination und soziale Kontakte. Es ist belegt, dass durch regelmäßigen Tanz die Entwicklung der Demenz verlangsamt und eine Verschlechterung hinausgezögert werden kann (Ho et al. 2015).

Allen Studien gemein ist zumeist die Kombination von Kräftigungs- und Ausdauerübungen. Zudem werden zahlreiche Elemente eingebaut, die helfen sollen, Tätigkeiten des täglichen Lebens beizubehalten (beispielsweise Aufstehen, Waschen des Körpers u. a.).

Zusammenfassend ist aus medizinischer Sicht ist die Durchführung körperlicher Aktivitäten im oben beschriebenen Umfang (leichte bis mittlere Übungen mindestens 3-mal pro Woche für 30 min) zu empfehlen. Jedoch gilt es, dies im jeweiligen Einzelfall durch die verantwortlichen Behandelnden zu überprüfen. Im klinischen Bereich sollte für jeden Patienten eine individuelle Lösung gefunden werden, die sowohl seine Symptome, seine Erkrankung als auch seine Vorlieben berücksichtigt.

5.3 Körperliche Aktivität im therapeutischen Alltag

„Doktor, haben Sie mal ein Rezept?" Den eigenen Schweinehund zu überwinden (s. ▶ Kap. 10, „Ziele setzen" und ▶ Kap. 11, „Barrieren überwinden") ist nicht einfach. Den Vorsatz, sich mehr zu bewegen oder besser zu ernähren, machen jedes Neujahr Millionen Menschen. Damit dies besser gelingt, wurde vom Deutschen Olympischen Sportbund (DOSB), der Bundesärztekammer (BÄK) und der Deutschen Gesellschaft für Sportmedizin die Initiative **Rezept für Bewegung** initiiert (http://www.sportprogesundheit.de/de/sport-und-gesundheit/rezept-fuer-bewegung/). Ihr teilnehmender Arzt stellt Ihnen nach individueller Beratung eine schriftliche Empfehlung aus. Diese Initiative wird als zertifiziertes Bewegungsangebot in wohnortnahen Sportvereinen angeboten, unter anderem mit dem Schwerpunkt Entspannung/Stressbewältigung. Anders als bei einem Rezept muss man jedoch einen Eigenbeitrag entrichten. Zum Teil erhält man einen Zuschuss der Krankenkassen nach SGB V § 20, sofern man Kursangebote wahrnimmt, die das Qualitätssiegel SPORT PRO GESUNDHEIT tragen (nachzulesen auf der oben genannten Website zum „Rezept für Bewegung").

Dies ist ein Hinweis auf ein verbreitetes therapeutisches Dilemma. Eine „Versorgung mit körperlicher Aktivität" wird zwar angeboten und empfohlen, die Kostenübernahme durch die Krankenkasse und die Verschreibungsmöglichkeiten durch den Arzt sind jedoch begrenzt. Im stationären Bereich (also bei einem Klinik- oder Kuraufenthalt) sind die Kosten in den Behandlungsplan integriert und werden übernommen. Wenn Sie selbstständig vorbeugend (präventiv) tätig sein wollen oder ambulant einen Therapeuten besuchen, werden die Kosten nur teilweise übernommen.

5.4 Körperliche Aktivität: Was kann ich selber tun?

Wenn man eine medizinische Therapie von „zuhause aus" durchführt, spricht man in der Sozialgesetzgebung vom ambulanten Bereich.

> Die einfachste Möglichkeit ist die Durchführung von körperlichen Aktivitäten frei nach dem Motto: „Was am meisten Spaß macht". Dazu zählen die Klassiker wie Laufen, Schwimmen und Fahrradfahren, aber auch Klettern, Fußballspielen oder Tanzen.

Die meisten dieser Betätigungen können kostenfrei oder mit geringen Investitionen (beispielsweise Laufschuhe) durchgeführt werden. Der Phantasie sind dabei keine Grenzen gesetzt: Auch Unkrautjäten oder Rasenmähen stellt eine körperliche Aktivität dar. Die Initiative „Go4Life" des amerikanischen Gesundheitsinstituts hat die Möglichkeiten auf seiner ansprechenden – leider in Englisch gehaltenen – Homepage schön zusammengefasst (https://go4life.nia.nih.gov/).

Sie haben in ▶ Kap. 1 schon Definitionen körperlicher Aktivität gelernt. Darüber hinaus können wir körperliche Aktivitäten in vier Kategorien bündeln: Ausdauer, Kraft, Gleichgewicht und Flexibilität – dazu gibt es zahlreiche einfache Beispiele, die selbstständig durchgeführt werden können. Des Weiteren finden sich Aktivitäten, die fünf Bereichen zugeordnet wurden: Sportarten (z. B. Tennis), Tätigkeiten im Haus (z. B. Tanzen), Tätigkeiten außer Haus (z. B. Rollschuhfahren), Tätigkeiten um das Haus (z. B. Schneeschaufeln) sowie Gehen und Rollstuhlfahren (z. B. Schlendern im Einkaufszentrum). Sie ermöglichen so bei jedem Wetter oder Bewegungsgrad ein Training.

> Gibt es bereits körperliche oder psychische Probleme, ist eine professionelle Anleitung sinnvoll. Es empfiehlt sich stets, in dem breiten Angebot auf geprüfte und zertifizierte Trainer, Fitness-Einrichtungen und Vereine zurückzugreifen und Langzeitziele mit Ärzten oder Therapeuten zu besprechen.

Zahlreiche Krankenkassen bieten mittlerweile die Möglichkeit der Teilnahme an Gesundheitskursen – ob Bewegung, Ernährung, Stressbewältigung, Entspannung oder Suchtprävention. Meistens muss sich der Versicherte mit einem – je nach Versicherer stark unterschiedlichen – Eigenanteil beteiligen.

5.5 Körperliche Aktivität in der Therapieeinrichtung

Belegt man einen Therapieplatz in einem Krankenhaus oder einer rehabilitativen Einrichtung, spricht man von einer stationären Behandlung. Manche Einrichtungen ermöglichen die Übernachtung zuhause, hier spricht man vom sogenannten teilstationären Bereich. Diese Form der Therapie findet sich weniger im präventiven als im therapeutischen Bereich bei therapieresistenten, sich häufig wiederholenden, chronischen oder schweren Störungen der psychischen Gesundheit sowie in deren Rehabilitation. Mehrere Berufsgruppen arbeiten unter ärztlicher Leitung zusammen oder auf ärztliche Anordnung (sogenannte multimodale Therapie).

Ziel der stationären Versorgung ist neben der Gesundheit auch die soziale Wiedereingliederung (und möglichst auch Arbeitsfähigkeit) der Patienten.

Das therapeutische Angebot ist daher meist vielseitig und auf die spezielle Rehabilitationsindikation des Patienten zugeschnitten. Es reicht beispielsweise von der ärztlichen Behandlung bis hin zu vielen weiteren Methoden, u. a. der Krankengymnastik, der klassischen Massage, pflegerischen Behandlung, Diätberatung, Gruppen- und Einzelpsychotherapie, Prothesenversorgung und der Sozialberatung. Eine Anleitung zur körperlichen Aktivität wird durch entsprechende Fachleute individuell geplant und durchgeführt. Je nach Einrichtung und Schwerpunkt werden verschiedenste Therapieformen wie Bausteine zu einem individuellen Gesamtpaket für den Patienten zusammengesetzt (zur Übersicht: Bjarnason-Wehrens et al. 2009; DOSB 2014). Die Wahl der körperlichen Aktivitäten richtet sich neben oben genannten Kategorien auch nach der speziellen Beratung. Neben der Art der körperlichen Aktivität werden Intensität, Dauer und Wiederholungen der Übungen nach sportwissenschaftlichen Kriterien bestimmt.

Ziel der stationären Behandlung ist ebenfalls, dem Betroffenen weitere Schritte nach der Entlassung an die Hand zu geben. Im Bereich körperliche Aktivität beinhaltet dies eine weitere ambulante Anbindung mit Kontrolle der Fortschritte sowie eine Anleitung zu Übungen in Eigenregie. Je schwerer die Grundbeschwerden, desto individueller sollte ein Gesamtkonzept gestaltet werden. Neben körperlicher Aktivität sind weitere medizinische und therapeutische Bausteine wichtig. Diese multimodalen Therapien sollten ärztlich geleitet werden.

> Denken Sie daran, dass körperliche Aktivität genauso wie Lesen, Essen oder Fernsehen Spaß machen kann. Jede Form der körperlichen Betätigung beeinflusst Ihre Gesundheit bereits positiv.

5.6 Körperliche Aktivität: Empfehlungen für die psychische Gesundheit

Eine gute Balance zwischen Anspannung und Entspannung ist die beste Voraussetzung für geistige Leistungsfähigkeit. Der Grund: Beide Extreme sind längerfristig ungünstig für das psychische Wohlbefinden, da sie den Körper und den Geist in eine

Stresssituation versetzen. Nicht nur Stress und Überforderung sind dabei hinderlich für das Wohlbefinden, sondern auch Langeweile und Unterforderung führen längerfristig nicht zu psychischer Gesundheit. Effektives Nachdenken setzt eine gewisse „Betriebstemperatur" voraus. Leichtes körperliches Training reicht dabei bereits aus, um geistig beweglich zu bleiben.

Wie viel körperliche Aktivität sollte man ausüben?
Die aktuellen allgemeinen wöchentlichen Mindestempfehlungen der World Health Organisation (WHO 2010) für den Umfang der körperlichen Aktivität bei Erwachsene und Ältere lauten:
- 150 min körperliche Aktivität mit moderater Intensität, bei der eine Unterhaltung während der Ausübung noch möglich ist, oder
- 75 min körperliche Aktivität mit hoher Intensität (Merkmale: Schwitzen und erhöhte Atemintensität/-frequenz) oder
- eine entsprechende Kombination aus Bewegung und Sport mit moderater beziehungsweise hoher Intensität.

Zusätzlich werden 2–3 Krafttrainingseinheiten aller großen Muskelgruppen sowie bei sturzgefährdeten Personen über 65 Jahre Balanceübungen an mindestens 3 Tagen pro Woche empfohlen.

Zusammenfassung
Dieses Kapitel bietet Ihnen eine Übersicht, welche Aspekte zum Erhalt der psychischen Gesundheit mit Hilfe von körperlicher Aktivität wichtig und zu beachten ist. Allgemeine Empfehlungen zum Umfang und der Frequenz werden gegeben. Die Art der Aktivität ist dabei nicht vorrangig, auch Tätigkeiten des täglichen Lebens sind Aktivität – ein jeder nach seinen Möglichkeiten. Viel Spaß!

Literatur

Bjarnason-Wehrens, B., Schulz, O., Gielen, S., Halle, M., Dürsch, M., Hambrecht, R., ... Rauch, B. (2009). Leitlinie körperliche Aktivität zur Sekundärprävention und Therapie kardiovaskulärer Erkrankungen. Clinical Research in Cardiology Supplements, 4 (3), 1–44.

Deutscher Olympischer Sportbund DOSB. Rezept für Bewegung. http://www.sportprogesundheit.de/de/sport-und-gesundheit/rezept-fuer-bewegung/.

DOSB (2014). Ressort Präventionspolitik und Gesundheitsmanagement in Zusammenarbeit mit der BÄK und der DGSP. Prävention in Deutschland - Gesundheitsförderung durch Bewegung und Sport -Informationen für Ärztinnen und Ärzte.

Du, H., Dong, C., & Lin, Q. (2015). Risk factors of acute myocardial infarction in middle-aged and adolescent people (< 45 years) in Yantai. BMC Cardiovascular Disorders, 15 (1), 106. doi: 10.1186/s12872-015-0102-5.

Greenberg, N., Carr, J. A., & Summers, C. H. (2002). Causes and Consequences of Stress. Integrative and Comparative Biology, 42 (3), 508–516. doi: 10.1093/icb/42.3.508.

Hauer, K., Schwenk, M., Zieschang, T., Essig, M., Becker, C., & Oster, P. (2012). Physical training improves motor performance in people with dementia: a randomized controlled trial. Journal of the American Geriatrics Society, 60 (1), 8–15. doi: 10.1111/j.1532-5415.2011.03778.x.

Ho, R. T. H., Cheung, J. K. K., Chan, W. C., Cheung, I. K. M., & Lam, L. C. W. (2015). A 3-arm randomized controlled trial on the effects of dance movement intervention and exercises on elderly with early dementia. BMC Geriatrics, 15, 127. doi: 10.1186/s12877-015-0123-z.

Kerr, JH., Vlaswinkel, EH. (1995) Sports participation at work: An aid to stress management? Int J Stress Manage, 2 (2), 87–96.

Loughney, L., West, M. A., Kemp, G. J., Grocott, M. P. W., & Jack, S. (2015). Exercise intervention in people with cancer undergoing adjuvant cancer treatment following surgery: A systematic review. European Journal of Surgical Oncology: The Journal of the European Society of Surgical Oncology and the British Association of Surgical Oncology, 41 (12), 1590–1602. doi: 10.1016/j.ejso.2015.08.153.

Nabkasorn, C., Miyai, N., Sootmongkol, A., Junprasert, S., Yamamoto, H., Arita, M., & Miyashita, K. (2006). Effects of physical exercise on depression, neuroendocrine stress hormones and physiological fitness in adolescent females with depressive symptoms. Eur J Public Health, 16 (2), 179–184. doi: 10.1093/eurpub/cki159.

Paillard, T. (2015). Preventive effects of regular physical exercise against cognitive decline and the risk of dementia with age advancement. Sports Medicine - Open, 1 (1), 4. doi: 10.1186/s40798-015-0016-x.

Su, C.-Y., Wang, P.-W., Lin, Y.-J., Tang, T.-C., Liu, M.-F., & Chen, M.-D. (2016). The effects of aerobic exercise on cognition in schizophrenia: A 3-month follow-up study. Psychiatry Research, 244, 394–402. doi: 10.1016/j.psychres.2016.08.011

Thoits, P. A. (2010). Stress and health: major findings and policy implications. Journal of Health and Social Behavior, 51 Suppl, S41–53. doi: 10.1177/0022146510383499.

World Health Organization (2010). Global recommendations on physical activity for health. Geneve: WHO.

Van der Zwan, J. E., de Vente, W., Huizink, A. C., Bögels, S. M., & de Bruin, E. I. (2015). Physical activity, mindfulness meditation, or heart rate variability biofeedback for stress reduction: a randomized controlled trial. Applied Psychophysiology and Biofeedback, 40 (4), 257–268. doi: 10.1007/s10484-015-9293-x.

Transfer in den Alltag

Katharina Cless

6.1 Einleitung: Der Transfer von Bewegung – 40

6.2 Erlernen neuer Verhaltensweisen und Transfer in den Alltag – 40
6.2.1 Analyse der Schwierigkeiten – 41
6.2.2 Lösungsmöglichkeiten – 42

Literatur – 44

Lernziele
- Erhalten Sie ein Bewusstsein für die Wichtigkeit der Beibehaltung gesundheitsfördernden Verhaltens im Alltag.
- Lernen Sie Lösungsmöglichkeiten kennen, um trotz Schwierigkeiten im Alltag gesundheitsförderndes Verhalten zu integrieren.

6.1 Einleitung: Der Transfer von Bewegung

Immer wieder berichten Patienten, dass sie sich während ihrer stationären Behandlungen in psychiatrischen oder psychosomatischen Kliniken sehr wohlgefühlt hätten, dass Fortschritte gemacht wurden, beispielsweise im Hinblick auf psychologische und somatische Aspekte. Jedoch auch Hinweise und Vorschläge für eine gesunde Lebensführung, z. B. in Bezug auf gesunde Ernährung und ein gesundes Ausmaß an körperlicher Bewegung, werden als wohltuend und hilfreich bewertet. Allerdings scheint es schwierig, die erlebten positiven Veränderungen weiter auszuführen, wenn man wieder in den Alltag zurückkehrt. Neben dem Problem, dass damit die Fortschritte nicht nachhaltig sind, wird zusätzlich eine Frustration erzeugt. Betroffene erleben, dass Veränderungen im Alltag nicht umsetzbar sind, und schrecken vor weiteren Versuchen zurück.

In diesem Kapitel werden die möglichen Gründe für den fehlenden Transfer von gesundheitsstärkendem Verhalten, wie z. B. Ausführen von Alltagsbewegungen und sportlichen Aktivitäten, beleuchtet. Hieraus werden Ideen entwickelt, wie positive Veränderungen in Ihrem täglichen Leben eingeführt werden können.

Häufig ist der Transfer von mehr Bewegung und weiterem gesundheitsstärkendem Verhalten in den Alltag kein bewusstes Therapieziel. Die Bewegungsangebote in stationären Behandlungseinrichtungen werden häufig von Physiotherapeuten oder Sporttrainern gemacht. Diese Berufsgruppen haben aber keine individuelle Gesprächszeit mit den Patienten. Möglichkeiten zum Transfer von gesundheitsstärkendem Verhalten in den Alltag werden häufig nicht mit den Patienten individuell besprochen. Die Gespräche mit dem Arzt oder dem Psychotherapeuten fokussieren wiederum auf dieses Thema möglicherweise zu wenig oder ggf. gar nicht. Aus eigener Erfahrung und im Austausch mit Kollegen wird deutlich, dass Bewegung als Behandlungsbaustein in der psychotherapeutischen Versorgung noch unterrepräsentiert ist.

Im Folgenden wollen wir mit Ihnen gemeinsam überlegen, welche Schwierigkeiten beim Transfer von gesundheitsstärkendem Bewegungsverhalten in den Alltag auftreten, wenn er nach einer stationären Behandlung erfolgt, und wie Sie diese Schwierigkeiten lösen können. ▶ Abb. 6.1 nennt u. a. Möglichkeiten des Transfers von gesundheitsförderndem Verhalten von stationärer Behandlung in ein ambulantes Behandlungssetting.

6.2 Erlernen neuer Verhaltensweisen und Transfer in den Alltag

Bei einem stationären psychiatrischen oder psychosomatischen Klinikaufenthalt werden verschiedene neue Denk- und Verhaltensweisen erlernt. Wichtig ist, dass diese dann auch in den Alltag übertragen werden. Dies ist der Transfer des Erlernten, „denn nur ein erfolgreicher Transfer in den Alltag führt zu einem langfristig stabilen Behandlungserfolg" (Schröder 2008, S. 306). Darüber hinaus lässt sich Folgendes beobachten: „Der zu früheren Zeiten gängige Optimismus, der von automatischen Stabilisierungs- und Generalisierungseffekten ausging, ist mittlerweile der Erkenntnis gewichen, dass statt passiven Abwartens eine gezielte Planung und aktive Förderung von Transfer möglich und nötig ist" (Kanfer et al. 2000, S. 341). Dies entspricht auch dem, was Patienten häufig berichten: Neu Erlerntes in den Alltag zu übertragen gelingt nicht ohne weiteres. Dies betrifft auch Veränderungen im Bewegungsverhalten.

In ersten Untersuchungen wird mittlerweile überprüft, wie Transfererfolg generell gesteigert werden kann. Es hat sich gezeigt, dass das gezieltes Schulen von Mitarbeitern und Patienten bezüglich dieser Themen Erfolge bringt. Das bedeutet, dass es sich lohnt, sich diesem Thema schon während der Behandlung aktiv zuzuwenden (Schröder 2008).

Im Folgenden sollen im praktischen Therapiealltag gesammelte Erfahrungen, die sich speziell auf den Transfer von verändertem Bewegungsverhalten in den Alltag befassen, aufgezeigt werden.

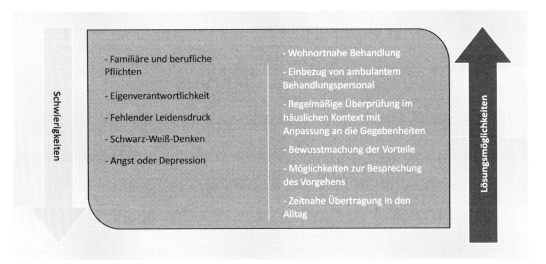

Abb. 6.1 Transfer von gesundheitsförderndem Verhalten von stationärer Behandlung in ein ambulantes Behandlungssetting

6.2.1 Analyse der Schwierigkeiten

Zu den Schwierigkeiten, die beim Transfer von Bewegungsverhalten in den Alltag der Patienten vorkommen, gehören familiäre und berufliche Pflichten, Eigenverantwortlichkeit, fehlender Leidensdruck, Schwarz-Weiß-Denken, Ängste oder depressive Verstimmungen.

- **Familiäre und berufliche Pflichten**

Während der stationären Behandlung ist man aus dem familiären oder beruflichen Umfeld losgelöst. Dies hat viele Vorteile und ist in vielen Fällen für einige Zeit notwendig. So ist der Patient in der akuten Erkrankungsphase nicht in der Lage, den häuslichen oder beruflichen Pflichten nachzukommen. Die stationäre Behandlung ist eine notwendige Entlastung und beendet eine häufig bereits längere Zeit bestehende Überforderungssituation, welche die aktuelle Krankheitsepisode in vielen Fällen noch weiter aufrecht erhält.

Nach Beendigung des stationären Aufenthalts werden erneut die familiären, häuslichen und beruflichen Pflichten aufgenommen. Da fällt es schwer, die gelernten Inhalte von gesundheitsstärkendem Bewegungsverhalten oder sportlicher Aktivität umzusetzen, weil die dafür benötige Zeit fehlt. Insbesondere die Wiederaufnahme der Berufstätigkeit bedeutet ein deutliches Weniger an Zeit, um den in der Klinik aufgenommenen sportlichen Aktivitäten weiter nachzukommen. Zusätzlich können Familienangehörige ablehnend darauf reagieren, dass jemand Zeit, die vorher der Partnerschaft oder den Kindern zur Verfügung stand, nun der Ausübung von Bewegung widmen möchte.

- **Eigenverantwortlichkeit**

Während der stationären Behandlung hält man sich an einen vorgegebenen Behandlungsplan. Auch dafür muss sich der Patient noch oft seinem inneren Schweinehund widersetzen. Zuhause muss dann neben der Überwindung auch noch selber entschieden werden, wann und welche Bewegung nun am besten die Woche oder den Tag über auszuüben ist. Des Weiteren fanden die Bewegungsangebote während des Klinikaufenthaltes oft in einer bereits vertrauten sozialen Gemeinschaft statt. Sich nun einer unbekannten Gruppe anzuschließen, kann eine Überwindung sein. Außerdem bestehen in den Kliniken häufig vielfältige Bewegungsangebote vor Ort. Es stehen Räumlichkeiten und Geräte zur Verfügung, die man ohne weite Wege erreichen kann. Zuhause ist dies oftmals mit einem deutlich größeren Aufwand verbunden. So müssen die Möglichkeiten von Sportangeboten in der Nähe erst recherchiert werden, und für viele Sport- und Bewegungsmöglichkeiten muss man erst mit der Bahn, mit dem Auto oder mit dem Fahrrad (!) zur Sportstätte kommen. Das kostet Zeit und Geld. Während die Sport- und Bewegungsangebote während der Behandlung kostenfreier Teil des Therapieprogramms sind, entstehen für einige Angebote, wenn man sie selber durchführen möchte, Kosten. Für einen Überblick über mögliche Angebote lesen Sie bitte ▶ Kap. 17, „Sportliche Aktivität: Auswahl passender Sportarten".

- **Fehlender Leidensdruck**

In manchen Fällen gibt es auch den Effekt, dass durch das positive Befinden nach dem stationären Aufenthalt der Eindruck entsteht, dass es aktuell nicht nötig ist, sich zu bewegen. Man hat ohnehin gerade so viel für die Gesundheit getan, sich eventuell mehrere Wochen deutlich mehr bewegt als je zuvor. Das Ergebnis kann sein, dass man sich noch eine gewisse Zeit gibt, bis man damit im Alltag beginnen möchte, und dieser Punkt wird dann immer weiter hinausgezögert. Oder es gibt das Vorhaben, bei einer möglichen Verschlechterung der Gesundheit damit wieder zu beginnen.

> Eine neue Routine unter schlechter psychischer Gesundheit zu beginnen ist noch schwieriger als im gesunden Zustand und kann überfordern.

Während des stationären Aufenthaltes ist man der Wissensvermittlung über die positive Auswirkung von Sport und Bewegung möglicherweise häufig ausgesetzt. Dies steigert die Motivation zur Ausführung von mehr Bewegung. Nach dem Aufenthalt findet das nicht mehr statt. Daher verblasst mit dem zeitlichen Abstand dieses Wissen und die Motivation verpufft.

- **Schwarz-Weiß-Denken**

In einigen Fällen führt auch Schwarz-Weiß-Denken zu Frustration. Dieser auch als dichotomes Denken bezeichnete „logische Denkfehler" führt dazu, dass Erfahrungen in zwei sich gegenseitig ausschließende Kategorien eingeteilt werden (Wilken 1998). Beispielsweise gilt nach dieser Denkweise ein Vorhaben nur als erfüllt, wenn es vollständig so wie geplant ausgeführt wird. Es gibt in diesem Denkmuster nur Gelingen und Versagen, nur Erfolg und Misserfolg, keine Zwischenstufen, keine Teilerfolge, eben nur Schwarz oder Weiß.

Ein Herangehen an Sportvorhaben mit diesem Denkmuster führt dazu, dass eine Frustration entsteht, wenn das angestrebte Bewegungsverhalten nicht genau so wie geplant ausgeführt wird oder werden kann. Wenn beispielsweise statt 3-mal wöchentlich 35 min nur 2-mal pro Woche 30 min gejoggt wird, kann der Teilerfolg nicht wahrgenommen werden. Im Ergebnis wird unter Umständen das Joggen ganz eingestellt. Es wird dann nicht mehr versucht, im Rahmen des Möglichen aktiv zu bleiben.

- **Angst oder Depression**

Wie in ▶ Kap. 4 beschrieben, führen psychiatrische Erkrankungen selbst zu Schwierigkeiten im Sport- und Bewegungsverhalten. Im Bereich der Angsterkrankungen ist teilweise die Angst vor großer Anstrengung ein Grund, der zu Vermeidung von Bewegung führt. Auch die während der Depression vermehrte Interessen- und Lustlosigkeit sowie Entscheidungsschwierigkeiten und soziales Rückzugsverhalten machen die selbstinitiierte Ausführung von Sport deutlich schwieriger. Daher findet der Sport während des stationären Aufenthaltes unter fundierter und spezialisierter Betreuung und Anleitung statt. Da häufig eine adäquate ambulante Anschlussbehandlung fehlt und diese auch weniger engmaschig ist, fällt diese Unterstützung dann weg. Das führt häufig dazu, dass die Barrieren zu groß erscheinen (s. auch ▶ Kap. 11 „Barrieren erkennen", und ▶ Kap. 12, „Barrieren überwinden").

6.2.2 Lösungsmöglichkeiten

> Zu den Lösungsmöglichkeiten, die man wählen kann, damit der Transfer in den Alltag gelingt, gehören eine wohnortnahe Behandlung, der Einbezug von ambulantem Behandlungspersonal, eine regelmäßige Überprüfung im häuslichen Kontext mit Anpassung an die Gegebenheiten, eine Bewusstmachung der Vorteile, Möglichkeiten zur Besprechung des Vorgehens sowie eine zeitnahe Übertragung in den Alltag.

Vorrang wohnortnaher Behandlung

Im Sinne der Übertragung von Therapiefortschritten nach Hause hat die wohnortnahe stationäre Behandlung gegenüber der weiter entfernten einen erheblichen Vorteil (Eikelmann und Zacharias 2003).

Auch während der stationären Behandlung können regelmäßige Besuche des Patienten im häuslichen Umfeld stattfinden. So können schon während der stationären Behandlung die für die Zeit nach der stationären Behandlung geplanten Veränderungen bei Besuchen zu Hause erprobt werden. Häufig kann auch vom Krankenhaus aus schon z. B. ein Sportverein getestet werden.

In dieser Zeit können die geplanten Veränderungen bereits erprobt und auf Realisierbarkeit geprüft werden. Manche Barrieren werden eventuell dadurch erst deutlich.

Eine Übertragung der Therapiefortschritte in den häuslichen Kontext, bevor die stationäre Behandlung beendet ist, hat den Vorteil, dass mögliche Schwierigkeiten, die auftreten, direkt in der Behandlung aufgegriffen werden. Therapeut und Patient besprechen Lösungsmöglichkeiten dann gemeinsam. Wichtig ist es dann, sich flexibel an den realen Lebenskontext anzupassen. Dies bedeutet möglicherweise, andere Arten von Sport oder Bewegung auszuführen, die in der Nähe verfügbar sind oder die zu passenden Zeiten angeboten werden. Wichtig ist es auch, den Fokus auf die eigenen Möglichkeiten zu richten und weniger auf die Barrieren, damit die verfügbaren Möglichkeiten auch ausgeschöpft werden.

Einbezug von ambulanten Behandlern

Wenn Sie den Eindruck haben, dass Ihr psychischer Gesundheitszustand dazu führt, dass Sie sich der Herausforderung noch nicht gewachsen fühlen, beziehen Sie auch Ihren ambulanten Arzt oder Psychotherapeuten in diese Schwierigkeiten ein. Eine Studie von Bischoff et al. (2005) zeigt einen guten Effekt von ambulanten Maßnahmen hinsichtlich der Zielerreichung nach der stationären Behandlung. Das bedeutet, dass eine ambulante psychotherapeutische Begleitung, also regelmäßige Termine beim Psychotherapeuten, auch dafür genutzt werden kann, sich bei der Etablierung von mehr Bewegung im Alltag Unterstützung zu sichern.

Thematisierung der Übertragung nach Hause

Frühzeitig sollte im Rahmen der stationären Behandlung die Übertragung von Veränderungen in den häuslichen Kontext besprochen werden. So kann während der Behandlung immer wieder kritisch überprüft werden: „Würde ich das zuhause auch so tun?", „Was könnte mich zuhause davon abhalten?", „Was könnten Hindernisse sein?". Für die gefundenen Barrieren können dann Lösungen überlegt werden. Möglicherweise können die Familie oder Freunde in das Programm einbezogen werden, indem z. B. gemeinsam Sport getrieben wird oder bestimmte Wege gemeinsam zu Fuß oder mit dem Fahrrad absolviert werden.

Durch Vergegenwärtigung von freien Zeitkontingenten im Alltag kann eine realistischere Planung zur Übertragung von körperlicher Aktivität in den Alltag stattfinden. Insbesondere die Ausweitung von Bewegung durch z. B. das Zurücklegen von Wegen mit dem Fahrrad oder zu Fuß lässt sich teilweise zeitschonend in den Alltag integrieren.

In diesem Zusammenhang ist auch die Veränderung von Prioritäten oder Einstellungen zu beachten. Auch dies kann schon ein Thema während des stationären Aufenthaltes sein.

> Es ist wichtig zu verstehen, dass bei Zeitmangel nur dann Zeit für Bewegung übrig bleibt, wenn der Bewegung eine bestimmte Wichtigkeit zugesprochen wird.

Vergegenwärtigen der Vorteile

Da im Alltag die regelmäßige Erinnerung von außen fehlt, ist es gut, motivierende Informationen aus dem stationären Aufenthalt bereitzuhalten oder sich nachträglich nochmal zu vergegenwärtigen (z. B. in Form von selbstgestalteten Hinweisschildern). Schon während der Behandlung in einer psychiatrischen oder psychosomatischen Behandlungseinrichtung sollen selbstmotivierende Informationen z. B. auf laminierte Kärtchen geschrieben werden („Frühsport hilft mir gegen mein Morgentief"). Es können auch motivierende Schlachtrufe erarbeitet werden („Du schaffst das!"). Diese sollten dann zuhause einen sichtbaren Platz bekommen. Es lohnt sich, nach preisgünstigen Bewegungsmöglichkeiten Ausschau zu halten. So gibt es teilweise sogar sehr günstige Angebote von Sportvereinen, bei denen man häufig mehrere Sportarten mit einem Mitgliedsbeitrag durchführen kann. Bewegung im Alltag einzubauen kann sogar Kosten senken (durch Benutzung des Fahrrads anstelle des Autos).

- **Zeitnahe Übertragung in den Alltag**

Es ist vorteilhaft, die gewünschten Veränderungen im Alltag hinsichtlich Bewegungsverhalten nicht vor sich her zu schieben, sondern damit noch während der stationären Behandlung zu beginnen und dann nahtlos im Anschluss weiterzuführen und nicht auf die lange Bank zu schieben.

Abb. 6.1 zeigt die Schwierigkeiten und Lösungsmöglichkeiten beim Transfer von Bewegung in den Alltag nochmals im Überblick.

Zusammenfassung

In diesem Kapitel werden die möglichen Gründe für den fehlenden Transfer von gesundheitsstärkendem Verhalten, wie z. B. Ausführen von Alltagsbewegungen und sportlichen Aktivitäten, in das Alltagsleben beleuchtet. Durch wohnortnahe Behandlung, kostengünstige Therapieangebote und eine gute nachstationäre Versorgung können Hürden genommen werden und erlernte Inhalte von stationären Behandlungsaufenthalten in den Alltag transferiert werden. Günstig ist auch, schon während einer stationären Behandlung alltagsnahe Tätigkeiten in Form von Belastungserprobungen beständig zu üben, damit bereits ein Automatisierungsprozess eingeleitet wird.

Literatur

Bischoff, C., Gönner, S., Ehrhardt, M., & Limbacher, K. (2005). Ambulante vor- und nachbereitende Maßnahmen zur Optimierung der stationären psychosomatischen Rehabilitation – Ergebnisse des Bad Dürkheimer Prä-Post-Projekts. Verhaltenstherapie, 15 (2), 78–87.

Eikelmann, B., Zacharias, B. (2003). Sozialpsychiatrische Therapie- und Versorgungsgrundsätze. In H.-J. Möller, G. Laux, H.-P. Kapfhammer (Eds.) Psychiatrie und Psychotherapie (S. 225–240). Heidelberg: Springer.

Kanfer, F.H., Reinecker, H., Schmelzer, D. (2000). Selbstmanagement Therapie. Ein Lehrbuch für die Klinische Praxis (3. Auflage). Heidelberg: Springer.

Schröder K. (2008). Transferförderung klinischer Behandlung. In G. Schmidt-Ott, S. Wiegand-Grefe, C. Jacobi, G.H. Paar, R. Meermann, F. Lamprecht (Eds.) Rehabilitation in der Psychosomatik (S. 306–307). Stuttgart: Schattauer.

Wilken, B. (1998). Methoden der kognitiven Umstrukturierung. Stuttgart, Berlin, Köln: Kohlhammer.

Zusammenfassung: Psychische Gesundheit und körperliche Aktivität

Viola Oertel, Silke Matura

Für mich ist psychische Gesundheit:

_____

Ziele körperlicher Aktivität zur Stärkung meiner psychischen Gesundheit sind für mich:

_____

Folgende Symptome verspüre ich, die sich auf mein Bewegungsverhalten auswirken:

Demotivierende Gedanken ☐	Energielosigkeit ☐
Niedergeschlagenheit ☐	Mangel an Selbstvertrauen ☐
Soziale Ängste ☐	Paniksymptome ☐

Folgende Lösungsvorschläge und Gegenrezepte gegen die Symptome möchte ich anwenden:

_____
_____
_____

Mein Fitnesszustand bezeichne ich als:

Flexiblität

Stufe A: Der bequeme Typ ☐	Stufe B: Der talentierte Typ ☐	Stufe C: Schlangenmensch ☐

Kraft

Stufe A: Gänseblümchen ☐	Stufe B: Der bemühte Typ ☐	Stufe C: Herkules ☐

Koordination

Stufe A: Hampelmann ☐	Stufe B: Der gemütliche Typ ☐	Stufe C: Jongleur/in ☐

Ausdauer

Stufe A: Pantoffelheld ☐	Stufe B: Der gemächliche Typ ☐	Stufe C: Marathonläufer ☐

Folgende Bewegungsformen möchte ich mehr in mein Leben integrieren:

Alltagsaktivität (körperliche Aktivität): _____

Berufliche Aktivitäten (körperliche Aktivität): _____

Sport- und Freizeitaktivitäten (sportliche Aktivität / sportliches Training): _____

_____

Meine persönlichen Strategien, damit ich den Transfer in den Alltag schaffe:

_____

Abb. 7.1 Welche Erkenntnisse habe ich für mich gewonnen?

Zusammenfassung: Psychische Gesundheit und körperliche Aktivität

Lernziele
- Überlegen Sie, welche psychischen Probleme Sie bei sich selbst feststellen können und welche Gegenrezepte Sie anwenden möchten.
- Fällen Sie eine Entscheidung, welche Bewegungsformen Sie in Ihren Alltag integrieren wollen.

In der Sektion „Psychische Gesundheit und körperliche Aktivität" haben Sie erfahren, was man unter psychischer Gesundheit versteht und welche theoretischen Modelle dem Begriff zugrunde liegen. Dies wurde ergänzt durch eine Auflistung psychischer Symptome von Depressionen, Burnout und Angststörungen. Es wurde Ihnen vermittelt, welche Bedeutung körperliche Betätigung für die Aufrechterhaltung psychischer Gesundheit hat.

Es gibt unterschiedliche Begriffe für verschiedene Bewegungsformen, die Ihnen in diesem Abschnitt ebenfalls skizziert wurden. Dieses Wissen ist notwendig, um für sich selbst zu entscheiden, welche Bewegungsformen für Sie persönlich hilfreich sind und bei welchen es für Sie möglich ist, diese in Ihren Alltag zu integrieren.

Sie haben erfahren, warum und durch welche Mechanismen körperliche Aktivität gesundheitsstärkend wirkt. Darauf bezogen wurden die möglichen Auswirkungen von psychischen Symptomen auf das Bewegungsverhalten skizziert und Lösungsvorschläge und „Gegenrezepte" wurden vermittelt.

Damit Ihnen der Transfer leichter fällt, wenn Sie sich in einer stationären Behandlung befanden, dort Sportangebote erlebt haben und diese dann in den Alltag integrieren wollen, haben wir Ihnen verschiedene Vorschläge vermittelt, wie Sie den Transfer erfolgreich bewältigen.

Mit Hilfe des Fragebogens (Abb. 7.1) haben Sie noch einmal die Möglichkeit, Erkenntnisse, die Sie während des Lesens der Sektion „Psychische Gesundheit und körperliche Aktivität" gewonnen haben, für sich zusammenzufassen.

Sie sind nun am Ende der Sektion **„Psychische Gesundheit und körperliche Aktivität"** angekommen. Wir hoffen, dass Sie Ihr Wissen über psychische Störungen erweitern konnten und einige hilfreiche Strategien erfahren haben, wie Sie trotz psychischer Probleme Ihren Alltag körperlich aktiv gestalten können. Damit es nicht bei der bloßen Theorie bleibt, möchten wir Ihnen in den folgenden Kapiteln konkrete Strategien an die Hand geben, wie Sie sich selbst zu mehr Bewegung motivieren und dieses Ziel dann praktisch umsetzen können.

Mein persönliches Motivationsmodell

Kapitel 8   **Sich selbst motivieren: Mein persönliches Motivationsmodell – 51**
Daniela Schmidt, Tarek Al-Dalati, Viola Oertel

Kapitel 9   **Mein Bewegungszustand unter der Lupe – 57**
Esra Görgülü

Kapitel 10   **Ziele setzen – 63**
Valentina Antonia Tesky-Ibeli

Kapitel 11   **Barrieren erkennen – 71**
Tarek Al-Dalati

Kapitel 12   **Barrieren überwinden – 79**
Tarek Al-Dalati, Miriam Bieber, Daniela Schmidt, Viola Oertel

Kapitel 13   **Erfolg sichtbar machen – 87**
Tarek Al-Dalati, Frank Hänsel

Kapitel 14   **Zusammenfassung: Mein persönliches Motivationsmodell – 93**
Viola Oertel, Silke Matura

Sich selbst motivieren: Mein persönliches Motivationsmodell

Daniela Schmidt, Tarek Al-Dalati, Viola Oertel

8.1　Einleitung: Aller Anfang ist schwer – 52
8.1.1　Das Motivationsprozessmodell von Fuchs (2007) – 52

8.2　Mein persönliches Motivationsmodell – 53

　　　Literatur – 56

Lernziele
- Lernen Sie ein Motivationsmodell kennen.
- Erfahren Sie, welche Teilschritte zwischen Start und Ziellinie wichtig sind.

8.1 Einleitung: Aller Anfang ist schwer

Vielen Menschen fällt die Aneignung bzw. Umsetzung und Kultivierung von regelmäßiger Bewegung und/oder sportlichem Training schwer. Schon der Entschluss, mit dem Sport zu beginnen, bereitet erste Schwierigkeiten. Jeder kennt Fragen wie „Wann soll ich neben meinem anstrengenden Job denn auch noch zum Sport gehen?", „Wer betreut meine Kinder, während ich beim Training bin?", „Wie soll ich alle meine Freizeitbeschäftigungen unter einen Hut bringen?" Darüber hinaus bereitet die Auswahl der passenden Sportart häufig Schwierigkeiten: „Ist ein Mannschaftssport das Richtige für mich oder trainiere ich lieber alleine?", „Wie sieht es eigentlich mit meiner persönlichen Fitness aus?", „Kann ich feste Trainingszeiten/Wettkampfzeiten in meinen Alltag integrieren?", „Kann ich mich auch alleine zum Sport motivieren oder hilft mir das Team, regelmäßig zum Training zu kommen?" Solche Fragen sorgen für Unsicherheiten und Barrieren und führen dazu, dass das Thema sportliche Aktivität nicht weiter verfolgt wird.

Erst ein äußerer, sichtbarer Anlass kann dazu führen, dass das Interesse für regelmäßiges Training wieder steigt. Eine nicht mehr passende Hose, ein Arztbesuch mit der dringenden Empfehlung sich zu bewegen, Freunde/Nachbarn, die zu einem regelmäßigen Sportangebot einladen, oder eine neue Betriebssportgruppe können die Motivation, sich mit dem Thema Sport und Bewegung zu befassen, steigen lassen. Doch reicht allein die Absicht, sich mehr zu bewegen, oft allein nicht aus. Es wäre schön, wenn sich die teils große Motivation für ein Ziel immer dann punktgenau und tröpfchenweise abgibt, wenn es zu Schwierigkeiten kommt. Leider ist das selten der Fall. Glauben Sie nicht, wir hätten dieses Kapitel ganz kontinuierlich und immer genau nach Zeitplan bearbeitet. Viel eher gibt es ganz natürliche Schwankungen in der Bereitschaft, ein Ziel zu verfolgen. Eine Absicht hat meist über einen längeren Zeitraum Bestand, wenn die Bilanz aus Vor- und Nachteilen positiv für das Ziel ausfällt.

Wenn Sie also der Meinung sind, dass regelmäßige Bewegung gut für Sie ist, wird das Ziel „mehr Bewegung" grundsätzlich attraktiv für Sie sein. Ob Sie dann auch wiederholt aktiv werden und immer wieder Sport treiben, hängt von Ihrer Fähigkeit ab, diese Motivation vor Hindernissen zu schützen und sich über diese hinwegzusetzen. Dieser Prozess wird Volition genannt. Sie können das mit einem Raucher vergleichen, der grundsätzlich gerne aufhören möchte, aber immer wieder Schwierigkeiten erlebt, den Glimmstängeln fern zu bleiben.

> Eine Verhaltensänderung gelingt nicht, wenn man sich nur dem Thema gedanklich annähert. Man muss auch aktiv werden.

8.1.1 Das Motivationsprozessmodell von Fuchs (2007)

Es existieren verschiedene Theorien und Modelle zur Aufrechterhaltung und Steigerung von Motivation, die ihren Ursprung hauptsächlich in der Motivationspsychologie haben. Für die Motivation beim Sport hat Fuchs (2007) das sogenannte Motivations-Volitions-Prozessmodell (kurz MoVo-Modell) erstellt. Fuchs unterteilt dabei verschiedene Aspekte der Handlungsinitiierung (Motivation) und Handlungsaufrechterhaltung (Volition) im gesundheitsbezogenen Bereich. Wenn man plant, ein kontinuierliches Sportverhalten aufzubauen und das eigene Verhalten erfolgreich zu ändern, sind dem Modell zufolge im Wesentlichen folgende Faktoren an Umsetzung und Steuerung des Plans beteiligt: Konsequenzerwartung, Verhaltenskontrolle, Zielintention, Konsequenzerfahrung und ein Handlungsplan, der aus verschiedenen Teilfaktoren besteht (Fuchs 2007; Göhner und Fuchs 2007) (◘ Abb. 8.1).

Für das regelmäßige sportliche Training ist mehr als eine ausreichend hohe Motivation notwendig. Selbst Personen, die stark motiviert erscheinen, können Schwierigkeiten mit der Umsetzung haben. Ziel wäre, neben der Motivation auch die Volition zu stärken und zusätzlich die Selbstkontrolle und Selbstregulation. Bei auftretenden Hindernissen und Schwierigkeiten (= Barrieren) können selbst hochmotivierte Menschen ihr eigentliches Vorhaben vergessen. Die Volition hilft dabei, das eigentliche Vorhaben auch bei Widerständen umzusetzen.

8.2 · Mein persönliches Motivationsmodell

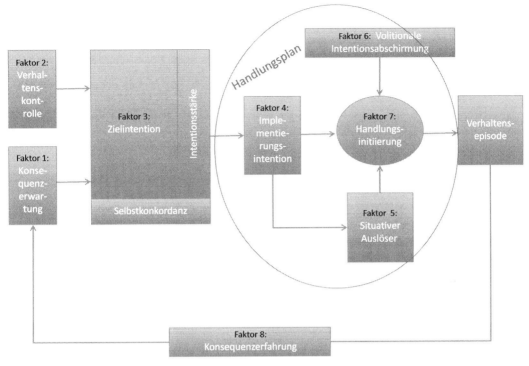

◘ **Abb. 8.1** Motivationsprozessmodell (modifiziert nach Fuchs 2007; Göhner und Fuchs 2007 mit freundlicher Genehmigung). Das Modell unterteilt verschiedene Aspekte der Handlungsinitiierung und Handlungsaufrechterhaltung. Der Handlungsplan besteht aus verschiedenen Faktoren, hier durch einen Kreis markiert

Diese Volition sollte neben der Motivation als zweiter Pfeiler gestärkt werden (Fuchs 2007; Göhner und Fuchs 2007).

Motivation – beschreibt die Bereitschaft einer Person, Zeit, Energie und Arbeit zu investieren, um ein bestimmtes Ziel zu erreichen.

Volition – ist die Willenskraft, um einen Plan in die Tat umzusetzen. Äußere (Stress im Beruf oder Familie) und innere (innerer Schweinehund) Barrieren können die Volition verringern.

Barrieren – bzw. Hindernisse sind Situationen oder Vorkommnisse, die den Handlungsablauf und den vorher gefassten Handlungsplan hemmen.

8.2 Mein persönliches Motivationsmodell

In diesem Abschnitt wollen wir mit Ihnen Ihr persönliches Motivationsmodell besprechen. Motivation beginnt gedanklich. Nehmen Sie sich ein Blatt Papier und definieren Sie:

- Ihren **Ist-Zustand**: Wie ist mein jetziger körperlicher und seelischer Zustand?
- Schreiben Sie als nächstes **Ihre Ziele** auf: Was möchte ich mit meiner Intervention erreichen?
- Erstellen Sie im nächsten Schritt einen **Handlungsplan**: Wie kann ich meine Intervention in meinen Alltag integrieren?
- Barrieren & Motivationshilfen: Was hilft mir dabei, was hindert mich daran?
- Erfolg sichtbar machen: Wie kann eine Rückmeldung bzw. Kontrolle aussehen, und womit kann ich mich bei meinen persönlichen Teilerfolgen selbst belohnen?

Im folgenden Abschnitt stellen wir Ihnen die 7 Schritte Ihres persönlichen Motivationsmodells vor. ◘ Abb. 8.2 zeigt Ihnen Ihr Motivationsmodell, das Sie in dieser Form übernehmen und Ihre wichtigsten Punkte für sich notieren können.

Mein persönliches Motivationsmodell

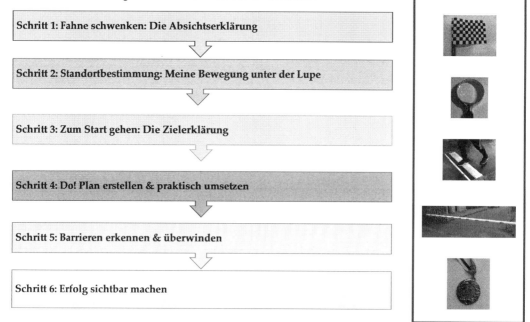

Abb. 8.2 Mein persönliches Motivationsmodell

- **Schritt 1: Fahne schwenken: Die Absichtserklärung**

Wenn Sie diesen Ratgeber in den Händen halten, haben Sie vermutlich schon eine Absicht formuliert – etwa, dass Sie mehr sportliche Aktivität in Ihr Leben bringen möchten, da Sie sich unfit und schlapp fühlen. Auf Ihrem Weg zum Ziel haben Sie damit schon einen ersten Schritt getan. Die Absichtserklärung reicht jedoch noch nicht aus. Eine große Frage ist ja, wie Sie Ihre Ziele erreichen können.

- **Schritt 2: Standortbestimmung: Mein Bewegungszustand unter der Lupe (▶ Eingangstest und ▶ Kap. 9)**

Leichter fallen Ihnen die Zielklärung und die folgenden Schritte, wenn Sie zunächst eine realistische Einschätzung Ihrer eigenen Fähigkeiten und Ressourcen haben. Für eine erfolgreiche und nachhaltige sportliche Verhaltensänderung ist es sehr wichtig, zu Beginn den momentanen Ist-Zustand zu definieren und zu überlegen, wie die bisherige Sportbiographie war.

? — Wie viel und wann bin ich in der Vergangenheit einer sportlichen Aktivität nachgegangen?
— War es eher in einer Gruppe oder alleine?
— Wie lang war der Zeitraum?
— Habe ich davon körperlich und/oder psychisch profitiert?

Es bringt nicht viel, wenn Sie ein Bild von sich als fittem 16-jährigen Jugendlichen vor Augen haben; das funktioniert auch bei Profisportlern nicht. Ungünstig wäre auch, wenn Sie aus Angst vor Versagen denken, Sie können gar nichts; auch das ist nicht richtig. Prüfen und erfassen Sie auch Ihre Ressourcen: Ihre persönlichen Eigenschaften und Fähigkeiten, die eine Zielerreichung möglich machen. Schauen Sie hierfür in ▶ Kap. 9, nehmen Sie sich den Fragebogen zu Ihrer Bewegungs- und Sportgeschichte sowie zu Ihrem Bewegungsverhalten zur Hand und notieren Sie die wichtigsten Punkte für sich. Auch der ▶ Eingangstest ist hilfreich, um zu wissen, wo Sie derzeit stehen. Das ist die Grundlage für den Start.

- **Schritt 3: Zum Start gehen: Die Zielklärung (▶ Kap. 10)**

Der nächste Punkt ist die Zielsetzung. Ein ganz wichtiger Schritt: Sie überlegen, was Sie schaffen können und wie Sie es schaffen können. Sie können sich beispielsweise fragen, was Sie erreichen möchten. Sie wollen einen Ausgleich zum Alltag, etwas für sich tun, sich entspannen, suchen Ablenkung oder wollen neue soziale Kontakte knüpfen? Nach einem stressigen und unausgeglichenen Arbeitstag wollen Sie den Ärger abbauen, Ihren Kopf frei bekommen, sich auspowern oder ablenken? Abnehmen, um wieder in die Lieblingshose zu passen oder wieder beschwerdefrei die Treppe hinaufgehen zu können? Formulieren Sie Ich-Botschaften.

- Wie möchte ich mich am Ende meines Weges fühlen? Glücklich, selbstbewusst, ausgeglichen, lebensbejahend, frei von negativen Gedanken o. a.?

Visualisieren Sie Ihr Ziel. Führen Sie dieses Bild mit sich.

Ihr Ziel muss auch realistisch sein: Es darf Sie nicht unter Druck setzen. Die Zielformulierung sollte Ihre Überzeugung sein und nicht die der anderen. Überlegen Sie genau, wie viel Zeit Sie in Ihr Vorhaben investieren möchten. Prüfen Sie, ob Ihr Ziel in ein paar kleinere Etappenziele aufgeteilt werden kann. Manchmal scheitert man an dieser Stelle schon. Wenn man es recht überlegt, hat man doch überhaupt keine Zeit für Sport; die Kinder müssen betreut werden, man arbeitet so lange, und eigentlich will man in der Freizeit lieber mit der Freundin einen Kaffee trinken gehen, als sich auch noch anzustrengen. Pflichten gibt es im Leben ja genug! Damit Sie an dieser Stelle nicht schon frühzeitig aufgeben, brauchen Sie ein Ziel, das einen großen Anreiz hat; und leicht verfügbar und umsetzbar ist. Lesen Sie hierzu bitte ▶ Kap. 10.

- **Schritt 4: Do! Plan erstellen und praktisch umsetzen (Sektion III des Ratgebers)**

Im nächsten Schritt erstellen Sie einen Plan. Hier können Sie Ihr persönliches Motivationsmodell sowie Sektion III, „Die praktische Umsetzung", zu Hilfe nehmen. Nachdem Sie Ihren Ist-Zustand ermittelt und Ihre Ziele formuliert haben, konkretisieren Sie jetzt Ihr Vorhaben. Fragen Sie sich:

- Möchte ich in der Gruppe oder lieber alleine Sport treiben?
- Draußen an der frischen Luft oder in einer Sporthalle? Mit Sportgeräten oder ohne?

Ganz wichtig ist es auch, folgende praktische Fragen zu klären:

- Wie oft werden Trainings angeboten? Täglich, mehrmals in der Woche?
- Sind die Trainingszeiten variabel oder fest?
- Wie groß sind die Gruppen?
- Kann ich innerhalb einer Stadt die Sportstätte wechseln?

Notieren Sie sich, an welchen Tagen und zu welchen Zeiten Sie wöchentlich die Möglichkeit haben, sportlich aktiv zu sein. Eventuell liegt die Sportstätte auf Ihrem Weg nach Hause, und Sie können direkt nach der Arbeit zum Sport. Nachdem Sie sich für die Sportart und den Rahmen der Sportveranstaltung entschieden haben, notieren Sie sich Ihre fixen Sporttermine in Ihrem Terminplaner. Es ist eine Verabredung mit Ihnen selbst, die genauso wichtig ist wie jeder andere eingetragene Termin in Ihrem Planer.

- **Schritt 5: Barrieren erkennen (▶ Kap. 11) und überwinden (▶ Kap. 12)**

Sie sind nun schon bei einem wichtigen Schritt angelangt; Sie haben eine Absichtserklärung, ein Ziel, und Sie wissen, wo Sie stehen. Sie haben sich einen Plan gemacht. Damit Sie bei der Durchführung nicht scheitern, sollten Sie sich Ihre möglichen Barrieren bewusst machen und diese dann mit Hilfe weiterer Strategien überwinden. Fragen Sie sich:

- Wann und warum fällt es mir manchmal schwer, sportlich aktiv zu sein?
- Welche Hindernisse/Barrieren habe ich, wenn ich an Sport denke?

- **Schritt 6: Erfolg sichtbar machen (▶ Kap. 13)**

Sie haben erfolgreich begonnen, befinden sich mitten in Ihrem Bewegungsprojekt. Die Früchte Ihrer Bemühungen lassen allerdings noch auf sich warten. Damit Sie verhindern, dass Sie dadurch Ihre Motivation verlieren, ist es hilfreich, sich Ihren Erfolg bei jedem Teilschritt sichtbar zu machen.

- **Aller Anfang ist schwer: Die praktische Umsetzung (Sektion III des Ratgebers)**

Wir haben genug geredet – nun legen Sie los! Vielleicht liegt an dieser Stelle eine Barriere – vor der konkreten Umsetzung merken Sie, dass Sie nicht genau wissen, wo Sie hingehen sollen oder welche Sportart Ihnen gefallen könnte oder für Ihre psychische Problematik geeignet ist. Diese Fragen zu klären helfen wir Ihnen in Sektion III dieses Ratgebers, **„Die praktische Umsetzung"**. Sie erhalten Informationen über mögliche Stätten und Vereine, um Sport zu treiben, wir klären Sie über die Wichtigkeit einer ärztlichen Abklärung vor dem Start auf und geben Ihnen einige Tipps zu Bewegungsmöglichkeiten für den Alltag (**„Alltagstipps zur Umsetzung"**) und für zwischendurch („15-Minuten-Tipps", ▶ Kap. 18). Als Hilfe können Sie auch zunächst Ihren Sporttyp definieren (▶ Kap. 16) und schauen, welche Bewegungsform Ihnen besonders zusagt (▶ Kap. 17). Dabei gilt:

> „Mit der Doppelstrategie ans Ziel" (Fuchs 2009) – das heißt, am besten kombinieren Sie sportliche Betätigung und eine Steigerung der Alltagsbewegungen.

Lesen Sie für Tipps zur praktischen Umsetzung auch die Sektion III, „Praktische Umsetzung" des Ratgebers.

Zusammenfassung

In diesem Kapitel haben Sie gelernt, wie sich Motivation beibehalten oder sogar steigern lässt. Sie haben erfahren, wie Sie Ihr ganz persönliches Motivationsmodell gestalten können, damit Sie am Ende Ihr Ziel erreichen. In den folgenden Kapiteln werden wir Ihnen die einzelnen Teischritte zur Gestaltung Ihres persönlichen Motivationsmodells näher erläutern und konkrete Tipps zur Umsetzung an die Hand geben.

Literatur

Fuchs, R. (2007). Das MoVo-Modell als theoretische Grundlage für Programme der Gesundheitsverhaltensänderung. In R. Fuchs, W. Göhner & R. Fuchs (Eds.), Aufbau eines körperlich-aktiven Lebensstils: Theorie, Empirie und Praxis (S. 317–325). Göttingen: Hogrefe.

Fuchs, R. (2009). Motivation zu mehr Gesundheit. Hamburg: Techniker Krankenkasse.

Göhner W., Fuchs, R. (2007). Änderung des Gesundheitsverhaltens. MoVo-Gruppenprogramme für körperliche Aktivität und gesunde Ernährung. Göttingen: Hogrefe

Mein Bewegungszustand unter der Lupe

Esra Görgülü

9.1 Einleitung: Mein Bewegungsverhalten – 58

9.2 Messmethoden sportlicher Aktivitäten – 58
9.2.1 Eingangserhebung: Mein Bewegungsverhalten und meine Bewegungsbiographie – 58
9.2.2 Mein Bewegungsverhalten – 59
9.2.3 Meine persönliche Bewegungsbiografie – 59
9.2.4 Bewegungstagebücher – 59
9.2.5 Schrittzähler (Pedometrie) – 59
9.2.6 Mobile Gesundheits-Apps – 60
9.2.7 Akzelerometrie – 60
9.2.8 Medizinische Abklärung – 60

Literatur – 60

Lernziele
- Beobachten Sie sich und machen Sie sich bewusst, wie viel Sie sich im Alltag und bei sportlicher Tätigkeit bewegen.
- Wählen Sie eine für Sie passende Messmethode, um Ihre Bewegung und sportliche Betätigung zu erfassen.

9.1 Einleitung: Mein Bewegungsverhalten

Sie haben sich diesen Ratgeber gekauft,
- weil Sie von Ihrem Arzt gesagt bekommen haben, Sie sollten sich mehr bewegen?
- weil Sie selbst Kurzatmigkeit bemerkt haben, z. B. beim Treppensteigen oder wenn Sie etwas schneller zum Bus laufen müssen?
- weil Ihre Figur Ihnen nicht mehr gefällt und Sie gerne abnehmen möchten?
- Vielleicht haben Sie sich auch einfach erinnert, wie viel Sie sich als Kind und Jugendlicher bewegt haben und wie viel Spaß das gemacht hat?

Führt man sich die eigene körperliche Aktivität im alltäglichen Leben vor Augen, so fällt einem womöglich zunächst nicht viel ein. Doch bei genauerem Betrachten und unter Berücksichtigung von alltäglichen Tätigkeiten wie Hausarbeit und Gartenarbeit, bei denen man etwas „außer Atmen" kommt, fällt auf, das man doch aktiver ist, als man zuvor glaubte. Umgekehrt kann es aber auch sein, dass Sie „im Prinzip" oder „eigentlich" jede Woche ins Fitnessstudio gehen; nur letzte Woche hatten Sie kein frisches T-Shirt, die Woche davor hat ein Freund Geburtstag gefeiert, und die Woche davor waren Sie leicht erkältet. Beim Bewusstmachen fällt dann auf, dass es tatsächlich vier Wochen her ist, dass Sie sich zuletzt sportlich betätigt haben.

▶ Ein erster Schritt, um mehr Bewegung und sportliche Aktivität ins Leben zu integrieren, besteht darin, sich selbst zu beobachten und damit das tatsächliche Verhalten zu erfassen.

Sie könnten damit beginnen, herauszufinden, ob Sie im Alltag eher bewegungsfaul sind oder sich im Gegenteil doch deutlich mehr bewegen, als Sie es zunächst eingeschätzt hätten. Fragen Sie sich:

- Wie viele Minuten gehe ich pro Tag zu Fuß?
- Nehme ich auch für kurze Strecken automatisch das Auto?
- Bevorzuge ich Rolltreppe und Aufzug anstelle der Treppen?

Neben diesen Fragen kann man die tatsächlich erbrachte körperliche Aktivität auch mit gezielteren Methoden messen. Das Erfassen von körperlicher Aktivität und des daraus resultierenden Bewegungsverhaltens spielt für die eigene Motivation, sich künftig mehr zu bewegen, eine bedeutsame Rolle: Wenn ich mir bewusst mache, dass ich mich im Alltag wenig bewege und auch nicht aktiv Sport treibe, so motiviert mich das eventuell, mehr Bewegung in mein Leben zu integrieren.

9.2 Messmethoden sportlicher Aktivitäten

Es gibt viele Möglichkeiten, körperliche Aktivität und das daraus resultierende Bewegungsverhalten sowie den Energieumsatz zu erfassen können.

▶ Mit gezielten Fragebögen, Bewegungs- oder Sporttagebüchern, Schrittzählern, Smartphone-Apps oder Akzelerometern kann das Bewegungsverhalten systematisch erfasst werden. Alle Methoden lassen sich miteinander kombinieren.

Im Folgenden lernen Sie verschiedene Messmethoden kennen, mit denen Sie Ihr Bewegungsverhalten systematisch erfassen.

9.2.1 Eingangserhebung: Mein Bewegungsverhalten und meine Bewegungsbiographie

Die Eingangserhebung kann sowohl von Ihnen selbst in Form eines Fragebogens gemacht werden; oder jemand aus Ihrem Umfeld fragt Sie zu relevanten Aspekten Ihres aktuellen und früheren

Bewegungsverhaltens (Interviewform). Für die folgenden Messmethoden können Sie auch das Online-Material und die dort erhältlichen Arbeitsblätter nutzen („Mein Bewegungsverhalten", „Meine persönliche Sportbiografie", „Mein Bewegungstagebuch"). Alle Online-Materialien stehen für Sie unter extras.springer.com unter Eingabe der ISBN 978-3-662-53937-8 zum Download bereit.

9.2.2 Mein Bewegungsverhalten

Zunächst einmal beginnen Sie damit, Ihre körperliche Aktivität im Alltag einzuschätzen. Hierzu sollten Sie alle Aktivitäten, die Sie im Alltag absolvieren (z. B. im Rahmen Ihrer Berufstätigkeit, in Haus und Garten, um von einem Ort zum anderen zu kommen, in der Freizeit) sowie die regelmäßig durchgeführte sportliche Aktivitäten notieren.

> Seien Sie ehrlich zu sich selbst, beschönigen Sie nichts. Und denken Sie auch an alle kleineren Aktivitäten, wie den Spaziergang mit dem Hund, die Fahrt mit dem Fahrrad zum Büro oder das Treppenlaufen in Ihrem Haus.

9.2.3 Meine persönliche Bewegungsbiografie

Viele Menschen haben sich in Kindheit und Jugend viel bewegt; mit dem Fahrrad in die Schule, mit den Freunden Fußball gespielt, in einem Sportverein geschwommen... Irgendwann, meistens mit Beginn des Berufslebens oder der weiterführenden Ausbildungszeit, mangelt es an Zeit und Motivation, sich so häufig zu bewegen. Und natürlich spielt Bequemlichkeit eine Rolle; mit dem Auto geht doch alles schneller und einfacher. Dennoch haben die Einbindung von Bewegung in den Alltag und regelmäßig durchgeführte sportliche Aktivitäten vielfältige Vorteile, über die ja bereits geschrieben wurde. Nutzen Sie Ihre früheren Erfahrungen, um sich für mehr Bewegung zu motivieren; machen Sie sich bewusst, welche Wirkung früher Alltagsbewegungen und sportliche Aktivität für Sie hatten und was Ihnen früher Spaß machte.

9.2.4 Bewegungstagebücher

Sporttagebücher und Fragebögen sind einfach auszufüllen und zu bearbeiten und bilden dabei sehr effektiv das eigene Bewegungsverhalten ab. Diese subjektive Messmethodik beruht hauptsächlich darauf, dass Sie sich selbst gut einschätzen können, und sollte aus diesem Grund möglichst zeitnah zu der zu erfassenden körperlichen Aktivität durchgeführt werden. Viele Krankenkassen stellen Fragebögen auf ihren Websites zur Verfügung.

9.2.5 Schrittzähler (Pedometrie)

Interessiert man sich für die objektiv zu erfassende Menge an Bewegung pro Zeitabschnitt, so sollte man eher objektive Verfahren wählen. Für die Erfassung der zurückgelegten Strecke pro Zeitabschnitt bei Bewegungsformen wie Gehen oder Laufen eignen sich beispielsweise sogenannte Pedometer oder Schrittzähler. Dies sind einfache Bewegungssensoren, welche im Rahmen wissenschaftlicher Studien, aber auch im Privatgebrauch als Motivationshilfe für einen aktiveren Lebensstil eingesetzt werden (Thorup et al. 2016). Pedometer variieren zwar in ihrer Technologie, das Grundprinzip bleibt jedoch stets dasselbe: Die Menge an Schritten wird erfasst, und am Ende wird eine Gesamtschrittzahl in einer bestimmten Zeit errechnet. Weniger präzise sind die Angaben für die zurückgelegte Distanz und den Energieverbrauch (Crouter et al. 2003).

Tab. 9.1 gibt eine Übersicht über das empfohlene Bewegungsverhalten – gemessen nach Schritten pro Tag. Für einen aktiven Lebensstil wird eine

Tab. 9.1 Schrittanzahl pro Tag und Einteilung in ein Aktivitätsniveau (Modifiziert nach Gaede-Illig et al. 2014).

Schritte pro Tag	Aktivitätsniveau
<5.000	Inaktiv (sitzend)
5.000–7.500	Wenig aktiv
7.500–10.000	Etwas aktiv
10.000–12.500	Aktiv
≥ 12.500	Sehr aktiv

Mindestanzahl von 10.000 Schritten täglich empfohlen, was je nach Schrittlänge einer Gehstrecke von 5–8 km entspricht. Weniger als 5000 Schritte pro Tag gelten wiederum als „sitzender Lebensstil" (Glöckl und Breithecker 2014).

9.2.6 Mobile Gesundheits-Apps

Besitzer eines Smartphones können zwischen etwa 100.000 mobilen Gesundheits-Apps wählen. Beispielsweise bieten Gesundheits- und Fitnessapplikationen wie Runtastic® oder Runkeeper®, welche zum Aufzeichnen von Läufen und täglichen Wegstrecken mithilfe des im Smartphone integrierten GPS-Sensors entwickelt wurden, dem Nutzer die Möglichkeit, Parameter wie Schritte, Geschwindigkeit beim Laufen, die zurückgelegte Distanz, aber auch die verbrannten Kalorien berechnen zu lassen. Inzwischen wurde das Spektrum der Sportarten erweitert, so dass auch der Umfang der körperlichen Aktivität beim Schwimmen oder Basketballspielen aufgezeichnet werden kann. Das Zusammentragen jeglicher Aktivitäten wird in einer Art Tagebuch festgehalten und kann anschließend in sozialen Netzwerken geteilt werden. Das ermöglicht einen Erfahrungsaustausch mit anderen Trainierenden und kann einen zusätzlichen selbstmotivierenden Faktor darstellen.

9.2.7 Akzelerometrie

Die Akzelerometrie dient der Erfassung und Beurteilung der körperlichen Aktivität und wird vorrangig in der Forschung und Wissenschaft verwendet. Durch Erfassung der Beschleunigung von einem an der Hüfte oder am Handgelenk getragenen Gerät, das einen Beschleunigungssensor beinhaltet, ist es möglich, körperliche Aktivität wie langes oder ununterbrochenes Sitzen aufzuzeichnen. Ferner lässt sich anhand dieser Informationen auch eine Aussage über den aktivitätsinduzierten Energieverbrauch treffen. Im Handel sind zahlreiche Akzelerometer erhältlich. Das Gerät speichert die gewonnenen Daten in sog. „activity counts" ab. Diese liefern Informationen über Intensität, Dauer und Häufigkeit einer gemessenen körperlichen Bewegung (Schröder et al. 2015). Somit können Aussagen bezüglich der Schritte, des Energieumsatzes sowie der metabolischen Rate (des Grundumsatzes) getroffen werden.

Studien haben gezeigt, dass eine 7-tägige Tragezeit eines Akzelerometers mit Aktivitätsdaten von mindestens 10 Stunden am Tag einen angemessenen Zeitraum darstellt (Ward et al. 2005). Schlussfolgernd kann man also sagen, dass sich mittels Akzelerometrie Informationen über den Gesamtumfang körperlicher Aktivität sowie deren Intensität im Tagesverlauf gewinnen lassen (Thiel et al. 2016).

9.2.8 Medizinische Abklärung

Bitte denken Sie auch daran, dass Sie Ihre körperliche Gesundheit im Auge behalten müssen. Verschiedene körperliche Einschränkungen oder Erkrankungen können dazu führen, dass sportliches Training aus medizinischen Gründen nicht durchgeführt werden kann. Dabei muss man absolute von relativen Kontraindikationen unterscheiden. Sollten absolute Kontraindikationen vorliegen, ist eine Teilnahme am Sporttraining nicht möglich. Sind relative Kontraindikationen vorhanden, so muss der behandelnde Arzt zunächst den körperlichen Zustand, der gegen die Teilnahme am Sporttraining spricht, durch entsprechende ärztliche oder sonstige Maßnahmen verändern. Anschließend ist erneut vom Arzt zu prüfen, ob die Voraussetzungen zur Teilnahme am Sporttraining gegeben sind oder nicht. Bitte wenden Sie sich daher vor der Aufnahme eines Bewegungsprogramms an Ihren behandelnden Arzt und besprechen Sie Ihr Vorhaben. Er wird dann geeignete Schritte einleiten.

Zusammenfassung

Das Bewusstmachen der tatsächlichen Aktivität im Alltag und bei sportlicher Betätigung reicht häufig schon aus, um sich selbst zu motivieren. Für die Aufzeichnung gibt es verschiedene Möglichkeiten, die in diesem Kapitel skizziert wurden.

Literatur

Crouter, S. E., Schneider, P. L., Karabulut, M., & Bassett, D. R. (2003). Validity of 10 electronic pedometers for measuring steps, distance, and energy cost. Medicine and Science in Sports and Exercise, 35 (8), 1455–1460. doi: 10.1249/01.MSS.0000078932.61440.A2

Literatur

De Vries, S. I., Bakker, I., Hopman-Rock, M., Hirasing, R. A., & van Mechelen, W. (2006). Clinimetric review of motion sensors in children and adolescents. Journal of Clinical Epidemiology, 59 (7), 670–680. doi: 10.1016/j.jclinepi.2005.11.020

Gaede-Illig, C., Alfermann, D., Zachariae, S. & Menzel, C. (2014). Körperliche Aktivität erfassen – ein Vergleich vom IPAQ-SF und dem SenseWear Pro Armband. Deutsche Zeitschrift für Sportmedizin 2014 (06), 65: 154–159

Glöckl, J. & Breithecker, D. (Hrsg.). (2014). Active Office. Wiesbaden: Springer Fachmedien.

Schröder, I., Schmid, S. & Kohlmann, C. W. (2015). Ambulante Diagnostik körperlicher Aktivität mit Accelerometern im Grundschulalter. Lässt sich die Compliance steigern? Deutsche Zeitschrift für Sportmedizin 2015 (06), 147–150.

Thiel, C., Gabrys, L. & Vogt, L. (2016). Measuring Physical Activity with Wearable Accelerometers. Deutsche Zeitschrift für Sportmedizin 2016 (02), 44–48.

Thorup, C. B., Gronkjaer, M., Spindler, H., Andreasen, J. J., Hansen, J., Dinesen, B. I., … Sorensen, E. E. (2016). Pedometer use and self-determined motivation for walking in a cardiac telerehabilitation program: a qualitative study. BMC Sports Sci Med Rehabil, 8, 24. doi: 10.1186/s13102-016-0048-7

Ward, D. S., Evenson, K. R., Vaughn, A., Rodgers, A. B., & Troiano, R. P. (2005). Accelerometer use in physical activity: best practices and research recommendations. Medicine and Science in Sports and Exercise, 37 (11 Suppl), S582–588.

Ziele setzen

Wer will, findet Wege. Wer nicht will, findet Gründe

Valentina Antonia Tesky-Ibeli

10.1 **Einleitung: Aller Anfang ist… eine Herausforderung! – 64**
10.1.1 Sarah & Moritz: Zwei Fallgeschichten – 64
10.1.2 Persönliche Ziele setzen – 64

10.2 **Es geht los: Bilanz ziehen – 65**

10.3 **Es wird konkret: Ziele SMART formulieren – 66**
10.3.1 Spezifisch: Ist mein Ziel konkret, kann ich es beschreiben? – 67
10.3.2 Messbar: ist mein Ziel überprüfbar? – 67
10.3.3 Attraktiv: Ist mein Ziel interessant und anziehend für mich? – 67
10.3.4 Realistisch: Ist mein Ziel umsetzbar, d. h., nicht zu schwierig? – 67
10.3.5 Terminiert: Ist mein Ziel absehbar? – 67

10.4 **Letzter Schritt: Einstellung überprüfen – 68**

Literatur – 70

Nur wer sein Ziel kennt, findet den Weg.
Laotse

Lernziele
- Lernen Sie mit Hilfe einer strukturierten Anleitung, wie Sie Ziele effizient setzen können. Orientieren Sie sich dabei an individuellen Fähigkeiten und Ressourcen.
- Realisieren Sie unsere alltagstauglichen Ideen und Tipps direkt mit Hilfe von Arbeitsmaterialien.

10.1 Einleitung: Aller Anfang ist… eine Herausforderung!

Schon bei der Beschäftigung mit dem Begriff **Ziel** wird deutlich, dass es „das eine" Ziel nicht gibt. Per Definition kann ein Ziel der Endpunkt einer Reise sein, der Erfolg eines Projektes oder die Linie am Ende des Marathons, die es zu überqueren gilt.

10.1.1 Sarah & Moritz: Zwei Fallgeschichten

Sarah hat sich vorgenommen, mehr Sport zu machen. Sie hat auch schon so viel probiert: Nordic Walking, Joggen, Zumba – alleine oder in der Gruppe. Aber bisher ist ihr Engagement jedes Mal nach sehr kurzer Zeit wieder verpufft. Nun hat sie sich eine andere Strategie zugelegt. Sie möchte ab heute die sportliche Aktivität mit ihrem Alltag verknüpfen und nicht nur abends oder am Wochenende sportlich aktiv sein. Sarah weiß ganz genau, dass sie sich dann meistens nicht motivieren kann, und will sich so selber überlisten. Das Fahrrad soll nun ihr täglicher Begleiter sein! So hofft sie darauf, dass es irgendwann ganz selbstverständlich werden wird, mit dem Fahrrad zu fahren und sie dann mit Spaß und Freude auch am Wochenende größere Touren unternehmen kann. Die ersten 2 Wochen musste sie sich immer wieder dazu „überreden", mit dem Fahrrad zu fahren und nicht das Auto zu nehmen. Aber in der 3. Woche ist quasi der „Knoten geplatzt". Sarah denkt gar nicht mehr an ihr Auto und erledigt alles mit dem Rad. Und es macht ihr sogar Spaß. Die Umstellung hat alles in allem nur ein bisschen mehr als zwei Wochen gedauert! Sarah ist sehr zufrieden mit sich. Mit der passenden Sportart (Fahrrad fahren) und der richtigen Strategie (tägliche Benutzung) hat sie ihr Ziel erreicht.

Moritz geht seit einigen Tagen nachmittags nach der Arbeit in den Stadtwald und kämpft sich dort die 4 km um den See. Er joggt, weil er irgendwo gelesen hat, dass Bewegung sich positiv auf die Stimmung auswirken soll. Und er möchte endlich wieder bessere Laune haben und sich aktiver fühlen. Sein Ziel ist es, dass er sich den Kopf „frei laufen" und wieder unbeschwerter leben kann. Die ersten Kilometer waren ziemlich anstrengend, und der Muskelkater am nächsten Tag war auch nicht immer schön. Aber Moritz schafft es tatsächlich, alle 2 Tage seine Runde laufen zu gehen, und es fällt ihm von Mal zu Mal leichter, sich auf den Weg zu machen. Auch seine Freunde haben schon bemerkt, dass Moritz „irgendwie" besser drauf ist. Nach 3 Wochen kann sich Moritz gar nicht mehr vorstellen, jemals nicht joggen gewesen zu sein. Wenn man ihn fragt, was ihm das Laufen bringt, sagt er: „Das ist meine Gute-Laune-Medizin! Endlich bin ich wieder unbeschwert und fröhlich."

10.1.2 Persönliche Ziele setzen

Diese beiden Beispiele zeigen, dass persönliche Ziele ganz unterschiedlich aussehen können und dass der Weg zum Ziel individuell und nicht leicht ist. So singt schon Xavier Naido: „Dieser Weg wird steinig und schwer." Aber muss das immer so sein? Und woran liegt es, dass es scheinbar immer erst Anstrengungen bedarf, bevor man sein Ziel erreicht?

> Ziele haben auch immer etwas mit Veränderungen und mit neuen Dingen zu tun. Und jede Veränderung macht Mühe und schreckt meist erstmals ab. Nach einiger Zeit überwiegen jedoch meist die Früchte der Anstrengung.

Nicht umsonst sind die Fitnessstudios in der Woche nach Neujahr knallvoll, und in der Woche darauf macht sich schon wieder gähnende Leere breit. Das eigene Verhalten zu verändern, um sein Ziel zu erreichen – das ist Arbeit. So dauert es in der Regel 3 Wochen – also 21 Tage –, bis wir uns an etwas Neues gewöhnt haben und es ganz selbstverständlich umsetzen. Nun ist es Zeit, sich ein neues Ziel zu setzen!

Zur besseren Veranschaulichung kann man sich auch den allseits bekannten und gefürchteten „Schweinehund" vor Augen führen (◘ Abb. 10.1). Dieses Symbol sorgt dafür, dass wir unangenehme Aufgaben verdrängen und es uns stattdessen gut gehen lassen. Den inneren Schweinehund bekommen wir zu spüren, wenn wir zum Beispiel nach einem anstrengenden Arbeitstag noch ins Sportstudio gehen wollen. Er schubst uns dann einfach auf die Couch, lässt uns nicht mehr aufstehen und bestellt uns sogar eine Pizza! Er sorgt sich also wirklich rührend um uns! Der Schweinhund lebt und bewacht unsere „Komfortzone" – einen Bereich mit Gewohnheiten und Routine, die uns Sicherheit suggeriert. Möchte man diese Zone nun verlassen, um etwas zu verändern, so rebelliert der Schweinehund und findet es unverantwortlich, dass er sich nun einschränken muss oder sich an neue Regeln halten soll. Der Schweinehund kann der täglichen Joggingrunde so gar nichts abgewinnen und findet es im Auto so schön bequem – Fahrrad fahren ist ihm viel zu anstrengend.

Es gibt verschiedene Möglichkeiten, um Ziele besser und effizienter zu erreichen bzw. Veränderungen konsequenter umzusetzen.

> Hilfreich für die Zielplanung ist der 3-Stufen-Plan „Bilanz ziehen – Ziele SMART formulieren – Einstellung überprüfen". Er liefert detaillierte Unterstützung, so dass dem „Schweinehund" keine Angriffsfläche mehr geboten wird (Tesky und Pantel 2013).

10.2 Es geht los: Bilanz ziehen

Zunächst muss man sich erst einmal klar machen, was überhaupt verändert werden soll. Dafür bietet es sich an, „Bilanz" zu ziehen (s. auch Tesky und Pantel 2013). Es wird eine sogenannte Situationsanalyse gemacht. Der „Ist-Zustand" wird genau unter die Lupe genommen, und es wird die Frage geklärt, wo eine Person im Leben steht. Um Bilanz zu ziehen, helfen folgenden Fragen:

- Was gefällt mir an meinem Leben?
- Welche Eigenschaften, Fähigkeiten und Kenntnisse habe ich?
- Was habe ich schon alles erreicht?
- Was gefällt mir nicht so gut?
- Was fehlt mir im Leben?

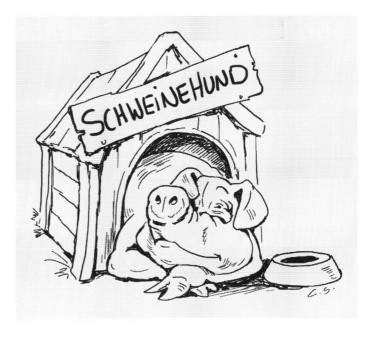

◘ Abb. 10.1 Der innere Schweinehund

Für Sarah sah das Bilanzziehen folgendermaßen aus:
„Mir gefällt in meinem Leben so vieles. Ich mag z. B. meine Wohnung und verbringe gerne Zeit mit meinen Freunden. Ich gehe auch gerne zur Arbeit und reise gerne. Ich habe die Eigenschaft, sehr perfektionistisch zu sein. Ich bin dadurch pünktlich und verlässlich. Was mir nicht so gut gefällt, ist, dass ich in letzter Zeit fast zwanghaft auf der Arbeit bin. Ich kann keine Aufgabe auf den nächsten Tag verschieben und bin dadurch länger als andere im Büro. Ich möchte lernen, Dinge auch mal liegen zu lassen. Mir fehlt es, Dinge gelassener zu sehen und etwas auf den nächsten Tag zu verschieben. Ich glaube, wenn ich das im beruflichen Kontext schaffe, hat das auch privat positive Auswirkungen. Ich werde entspannter sein und mich nicht immer so gehetzt fühlen."

Mit Hilfe der Coaching-Karte 1 in den Online-Materialien zum Buch und dem dortigen Beispiel von Sarah können sich bereits erreichte Ziele bewusst gemacht werden. So wird der Fokus auf etwas Positives gelenkt. Dann fällt es auch leichter, sich zu überlegen, was die nächsten Veränderungen sein sollen.

Alle Online-Materialien stehen für Sie unter extras.springer.com unter Eingabe der ISBN 978-3-662-53937-8 zum Download bereit.

Wenn man sich bewusst gemacht hat, was einem fehlt, kann der nächste Schritt gemacht werden. Es geht darum, Veränderungen zu benennen, d. h., sich Ziele zu setzen. Hierfür kann man die Dinge, die man unter dem Punkt „Was fehlt mir?" notiert hat, als ersten Ansatzpunkt nehmen. Sarah wünscht sich mehr Gelassenheit im Job. Ihr Ziel ist es, pünktlich Feierabend zu machen und einige Aufgaben auf den nächsten Tag zu verschieben. Im Moment kann sie das noch nicht. Sie erledigt alles sofort – unabhängig davon, ob der Arbeitstag eigentlich schon zu Ende ist.

10.3 Es wird konkret: Ziele SMART formulieren

Mit der sogenannten **SMART**-Methode wird überprüft, ob das Ziel gut gewählt wurde (Ribul 2003). Dabei handelt es sich bei SMART nicht um das kleine wendige Auto (◘ Abb. 10.2), welches im Stadtverkehr so praktisch ist…

In der Abkürzung SMART sind 5 Schritte enthalten, die im Folgenden skizziert werden.

Die SMART-Methode

Spezifisch	Ist mein Ziel konkret, kann ich es beschreiben?
Messbar	Ist mein Ziel überprüfbar?
Attraktiv	Ist mein Ziel interessant und anziehend für mich?
Realistisch	Ist mein Ziel umsetzbar, d. h., nicht zu schwer?
Terminiert	Ist mein Ziel absehbar?

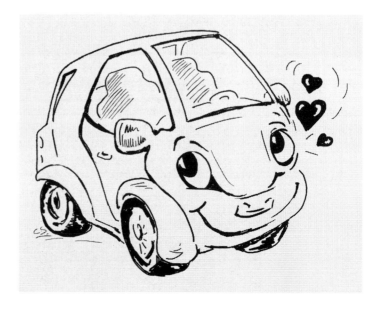

◘ Abb. 10.2 Die SMART-Methode

10.3.1 Spezifisch: Ist mein Ziel konkret, kann ich es beschreiben?

Das Wichtigste ist hierbei: Das Ziel muss konkret formuliert sein. Also nicht ungenau bleiben und sich vornehmen, ab jetzt „ein bisschen Sport" zu machen, sondern sich zum Beispiel konkret den Besuch des Schwimmbads jeden Donnerstag und Sonntag vornehmen. Oder so wie Sarah jede Wegstrecke mit dem Fahrrad zurücklegen.

10.3.2 Messbar: ist mein Ziel überprüfbar?

Hierfür lesen Sie bitte ▶ Kap. 9 „Mein Bewegungszustand unter der Lupe".

10.3.3 Attraktiv: Ist mein Ziel interessant und anziehend für mich?

Hierfür lesen Sie bitte ▶ Kap. 16–18 dieses Ratgebers.

10.3.4 Realistisch: Ist mein Ziel umsetzbar, d. h., nicht zu schwierig?

Die Überprüfung, ob das Ziel zu einem passt und auch realistisch ist, ist sehr wichtig (Lazarus und Lazarus 2014). Hierdurch vermeidet man Enttäuschungen, wenn die Anstrengungen und Bemühungen immer ins Leere laufen. Zu hohe (und unrealistische) Erwartungen lassen einen eher scheitern und aufgeben. An diesem Punkt ist es Zeit, die Strategie zu wechseln. Und Strategie wechseln hat in diesem Fall nichts mit Aufgeben zu tun. Wer sich lange angestrengt hat und trotzdem keinen Erfolg hat, wirft nicht automatisch das Handtuch. Er erkennt nur, dass etwas nicht zusammenpasst. Es geht also an dieser Stelle um eine Neuorientierung der Ziele anhand der eigenen Ressourcen, Fähigkeiten und Kenntnisse.

Moritz hat zum Beispiel lange verschiedene Möglichkeiten ausprobiert, sich mehr zu bewegen, weil er sich aktiver fühlen und wieder bessere Laune haben wollte. Dieses Ziel war wenig konkret, und er hat zu Beginn seines Trainings gemerkt, dass er sich nicht immer und ständig während und nach dem Sport aktiver fühlte und bessere Laune hatte. Im Gegenteil: Oft war er auch müde, angestrengt und merkte, welche Defizite er noch hatte – bis er eines Tages erkannte und akzeptierte, dass sein Ziel zu global und allgemein gesetzt war. Er hat das Ziel dann dahingehend verändert, dass er sagte, er nehme jetzt wieder „seine Gute-Laune-Medizin". Die macht ihn langfristig unbeschwert und fröhlich, auch wenn sie Nebenwirkungen hat.

Und auch **Sarah** hat erkannt, dass die tägliche sportliche Bewegung mit dem Fahrrad für sie die richtige Strategie war, sportlich zu sein und auch zu bleiben. 2-mal die Woche einen Kurs zu besuchen war für sie nicht die richtige Herangehensweise.

10.3.5 Terminiert: Ist mein Ziel absehbar?

Folgendes sollte man sich bewusst machen: Wenn man etwas im Leben verändern möchte und sich bereits Gedanken über das „Wie" und „Wann" gemacht hat, möchte man oft eine schnelle Veränderung herbeiführen. Es soll sofort losgehen. Doch Vorsicht! Obwohl dieser Wunsch gut zu verstehen ist, sollte man eine Veränderung langsam und in kleinen Schritten durchführen.

Denn die bisherigen Verhaltensweisen sind sehr stabil und können nicht von einem Tag zum nächsten verändert werden. Um Frustration zu verhindern, empfiehlt es sich, das Vorhaben in kleine Einheiten aufzuteilen, die dann schrittweise umgesetzt werden. Das (Erfolgs-) Geheimnis sind die vielen kleinen Schritte, die einen näher an das (Gesamt-) Ziel heranbringen. Wichtig ist nicht, wie schnell man vorankommt, sondern dass man vorankommt.

Bildlich kann man sich sein Ziel auch als eine Art Treppe vorstellen (◘ Abb. 10.3). Für das Treppensteigen ist jede Stufe wichtig, da jede einzelne einen voranbringt – aber alle Stufen auf einmal sind nicht zu bewältigen. Wer sein Ziel in einzelne Stufen bzw. Etappen aufteilt, kann Schritt für Schritt erfolgreich sein. Wichtig ist es auch, seinem eigenen Tempo treu

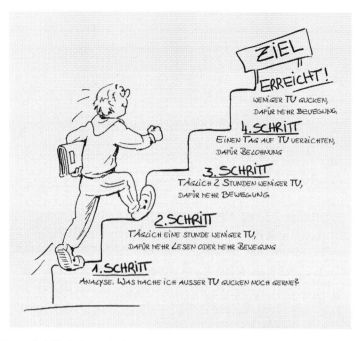

☐ Abb. 10.3 Die Treppe: Stufe für Stufe zum Ziel

zu bleiben. Jeder darf selber bestimmen, wann der nächste Schritt gemacht werden soll oder auch wie dieser aussehen soll. Auch über die Ausführung darf somit jeder selbst entscheiden.

Und als letzten Punkt sollte man darauf achten, sich nicht mit anderen zu vergleichen! Es ist egal, wie schnell andere etwas erreichen. Das darf kein Maßstab sein. Man soll sich durch die Erfolge anderer nicht frustrieren lassen oder gar die Flinte ins Korn werfen. Wichtig ist es nur, dass man selber sein Ziel verfolgt und sich nicht vom Weg abbringen lässt. Mit Hilfe der Coaching-Karte 2 im Online-Material (Anweisung s. ▶ Abschn. 10.2) sollen Ziele SMART formuliert werden. Sarah hat sich vorgenommen, für alle Wegstrecken ihr Fahrrad zu benutzen. Ihr Ziel ist es, dadurch ganz selbstverständlich sportliche Aktivität in ihren Alltag zu integrieren und auch Spaß am Radfahren zu bekommen.

10.4 Letzter Schritt: Einstellung überprüfen

Jetzt geht es darum zu überprüfen, woran es liegen kann, dass bisherige Ziele in der Vergangenheit nicht erfolgreich umgesetzt wurden (s. auch Tesky und Pantel 2013). Dazu können die folgenden Fragen beantwortet werden:

- Warum hat es bisher nicht geklappt?
- Wie kann ich meinen inneren Schweinehund überwinden?
- Welche Ausreden lasse ich ab jetzt nicht mehr gelten?
- Wer kann mich bei meinem Vorhaben unterstützen?

Wer sich seine bisherigen Ausreden bewusst macht und Alternativen dafür formuliert, schafft es leichter, seinen Schweinehund zu überwinden und sein Ziel zu erreichen. Indem Ausreden analysiert („Morgens vor der Arbeit kann ich mich nicht zum Joggen aufraffen") und entkräftet werden („Aber direkt nach der Arbeit finde ich Joggen ganz gut. Da kann ich mir den Kopf frei laufen und starte gut gelaunt in den Feierabend"), vergrößert man die Erfolgschancen. Manchmal hilft es auch, sich für die geplante sportliche Aktivität neu einzukleiden (☐ Abb. 10.4). Die farbenfrohen und funktionalen Sportoutfits laden gerade dazu ein, auch ausgeführt zu werden.

10.4 · Letzter Schritt: Einstellung überprüfen

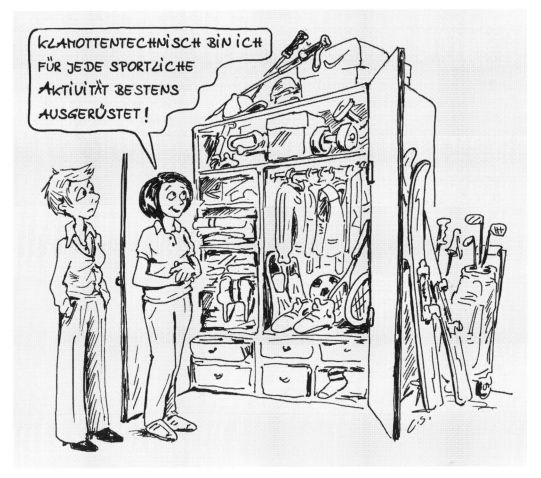

■ Abb. 10.4 Unterstreichen Sie Ihr Vorhaben mit dem passenden Outfit.

> Es gibt da noch eine Aussage, die man nutzen kann: „Das Einzige, was zwischen dir und deinem Erfolg steht, sind die Ausreden, mit denen du dich ablenkst." Anstelle kreativ immer neue Ausreden zu generieren, sollte man aktiv werden.

Dabei darf man sich auch Unterstützung ins Boot holen! Es hilft ungemein, wenn man Beistand von anderen bekommt oder sich einen Trainingspartner sucht. Manchmal reicht es auch schon aus, das geplante Vorhaben „öffentlich" zu machen und es im Freundeskreis kundzutun. Dies motiviert, sein Ziel auch anzugehen. Schließlich möchte man sich ja nicht die Blöße zu geben, es nicht geschafft zu haben.

Wie sagt man so schön: „Geteiltes Leid ist halbes Leid." Das gilt besonders, wenn man gemeinsam mit dem Trainingspartner in der Morgendämmerung im Winter in klirrender Kälte die Joggingrunde im Park läuft oder wenn man auf der Fahrradtour gemeinsam von starkem Wind und Regen überrascht wird. Das Erfolgsgefühl nach der Anstrengung unter widrigen Umständen ist sowieso unbezahlbar! Dies sollte jeder einmal ausprobieren! Mit Hilfe der Coaching-Karte 3 im Online-Material können Sie Einstellungen und Ausreden überprüfen. Wie man in Sarahs Coaching-Karte 3 sieht, hat sie sich noch einer weiteren guten Strategie bedient: Sie belohnt sich dafür, wenn sie an ihrem Vorhaben festhält, alle Strecken mit dem Fahrrad zu fahren.

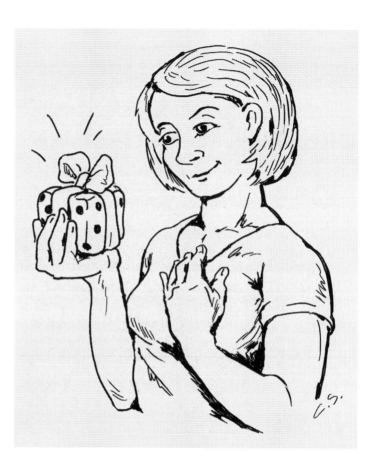

Abb. 10.5 Wenn Sie ein Ziel erreicht haben: Belohnen Sie sich!

Belohnungen motivieren dazu, unbeliebte Aufgaben zu erledigen (Abb. 10.5). Sie sind gerade am Anfang einer Verhaltensänderung „Mittel zum Zweck" und motivieren. Mit der Zeit kann man dann auf diese kleinen „Geschenke" verzichten.

Nun darf jeder selbst überlegen, womit er sich belohnen kann und möchte. Die Auswahl hierfür ist sehr vielfältig.

Zusammenfassung

An dieser Stelle sind wir nun am Ende und es dürfte etwas klarer geworden sein, was es bedeutet, sich Ziele zu setzen. Sie haben den 3-Stufen-Plan kennengelernt: Bilanz ziehen – Ziele SMART formulieren – Einstellung überprüfen. Es ist kein unlösbares Vorhaben, bedarf aber doch differenzierter Überlegungen und Anstrengung. Wichtig ist es, das man seine Ziele nicht aus den Augen verliert und sich von Rückschlägen nicht demotivieren lässt. Packen Sie es an! Wir wünschen Ihnen viel Erfolg beim Ziele setzen und ausführen!

Literatur

Christiani, A. (2008). Weck den Sieger in dir! In 7 Schritten zu dauerhafter Selbstmotivation. Wiesbaden: Gabler.

Lazarus, A. A. & Lazarus, C. N. (2014). Der kleine Taschentherapeut. In 60 Sekunden wieder O.K. Stuttgart: Klett-Cotta.

Ribul, M. (2003). Entscheide dich jetzt! Erfolg ist lernbar. Wien: Linde.

Tesky, V. & Pantel, J. (2013). Geistige Fitness erhalten - das AKTIVA-Programm. Manual für Pflegende und Gruppenleiter in der Seniorenarbeit. Wien: Springer.

Barrieren erkennen

Tarek Al-Dalati

11.1 Einleitung: „Impfung gegen Barrieren" – 72

11.2 Negative Konsequenzerwartungen – 73

11.3 Situative Barrieren – 73

11.4 Psychische Barrieren – 74
11.4.1 Ängste – 74
11.4.2 Soziale Ängste/Unsicherheiten – 74
11.4.3 Angst vor negativer Bewertung/Blamage – 75
11.4.4 Selbstbeobachtung – 75
11.4.5 Agoraphobie und Panikattacken – 75
11.4.6 Fehlinterpretation von Körpersignalen – 75
11.4.7 Niedergeschlagene Stimmung – 76
11.4.8 Demotivierende Gedanken – 76
11.4.9 Energielosigkeit/Antriebshemmung – 76
11.4.10 Mangel an Selbstvertrauen – 77

Literatur – 77

© Springer-Verlag GmbH Deutschland 2017
V. Oertel, S. Matura (Hrsg.), *Bewegung und Sport gegen Burnout, Depressionen und Ängste*,
DOI 10.1007/978-3-662-53938-5_11

Lernziele
- Überlegen Sie, was Ihre persönlichen Barrieren sein könnten.
- Die Bewusstmachung führt vielleicht schon dazu, dass Sie achtsamer mit sich selbst sind.

11.1 Einleitung: „Impfung gegen Barrieren"

Wie Sie sich motivierende Ziele setzen, ohne dass diese Sie erschlagen, haben Sie nun in den vorangegangenen Kapiteln erfahren. Damit ist ein erster wichtiger Schritt getan – gut gemacht! In diesem Kapitel möchten wir Ihnen die Gelegenheit geben, sich mit Stolpersteinen – sogenannten Barrieren in der Zielerreichung - auseinanderzusetzen. Sie können dieses Kapitel als eine Art „Impfung" gegen Barrieren und deren demotivierende Effekte verstehen. Im nächsten Kapitel (▶ Kap. 12) werden wir uns Möglichkeiten widmen, uns diesen Stolpersteinen gegenüber abzuschirmen und sie zu überwinden.

> Wir möchten Sie ermutigen, diesen Ratgeber nicht zu schnell zu lesen. Sie werden am besten von diesem und den weiteren Kapiteln profitieren, wenn Sie sich bereits ein konkretes Ziel gesetzt haben. Dann können Sie die Tipps und Tricks direkt auf Ihr eigenes Vorhaben anwenden.

Die vorgestellten Problemlösungen funktionieren nämlich am besten unter der Voraussetzung, dass Sie bereits eine genaue Absicht haben, aktiver zu werden. Überlegen Sie sich also, bevor Sie weiterlesen, ob Sie nicht gegebenenfalls ein paar Kapitel zurückblättern. Es wird Sie der Antwort auf die Frage näher bringen, ob Sie sich in Zukunft mehr bewegen werden.

Wenn es darum geht, gesundes Verhalten in den Alltag zu integrieren, lassen sich zwei Hauptarten von Barrieren unterscheiden (Krämer und Fuchs 2010). Überraschenderweise sind da zunächst **negative Konsequenzerwartungen**. Auch wenn Sie fest überzeugt sind, dass Bewegung und Sport gut für Sie sind, gibt es immer auch Kosten, die ziemlich sicher durch diese neue Gewohnheit entstehen. Denken Sie dabei zum Beispiel an die alte Knieverletzung, die beim Treppensteigen wieder schmerzen wird. Vereinsbeiträge und Ausgaben für Sportbekleidung zählen ebenso dazu.

Andererseits gibt es **situative Barrieren**, die manchmal, aber nicht immer, auftreten können. Diese kann man also nicht so leicht vorhersehen. Hierzu gehören zum Beispiel Regenwetter oder ein kaputter Schuh. Zu diesen Barrieren gehören auch Symptome von psychischen Erkrankungen. Einfachheitshalber werden diese etwas später unter dem Punkt „Psychische Barrieren" (▶ Abschn. 11.4) gesondert behandelt. Dabei handelt es sich etwa um schlechte Stimmung und hinderliche Gedanken und Gefühle.

Das Vorhaben, sich im Alltag mehr zu bewegen, können Sie sich wie eine Bergwanderung vorstellen. Meist gibt es ganz verschiedene Wege auf den Gipfel. Sie können sich unbefestigte Wege mit hoher Steigung aussuchen oder auf befestigten Wegen laufen, die eine angenehme Steigung haben. Dies steht sinnbildlich für die Menge an Kosten und negativen Konsequenzen, die mit der Verhaltensänderung einhergehen.

Gleichzeitig werden Ihnen auf jedem der möglichen Wege gelegentlich umgekippte Bäume oder auch mal nur ein abgebrochener Ast den Aufstieg erschweren. Diese sind wiederum die situativen Barrieren.

Negative Konsequenzerwartungen – Kosten bzw. unangenehme Konsequenzen der Bewegung, die mit ziemlicher Sicherheit auftreten werden, wenn Sie Ihr Vorhaben umsetzen.

Situative Barrieren – Hürden und Schwierigkeiten, die nicht zwingend, aber gelegentlich und plötzlich bzw. unerwartet auftreten können.

Psychische Barrieren – Eine Sonderform der situativen Barrieren: Stimmungen, Gefühle, Gedanken und Symptome psychischer Erkrankungen, die die Ausführung der Bewegung erschweren.

In ◘ Tab. 11.1 sind alle in diesem Kapitel aufgeführten Barrieren – negative Konsequenzerwartungen, situative Barrieren, psychische Barrieren – aufgeführt. Bitte nehmen Sie sich die Zeit, die Erläuterungen zu den einzelnen Barrieren zu lesen, und füllen Sie dann die Tabelle aus, um herauszufinden, welche Barrieren bei Ihnen vorhanden sind.

Tab. 11.1 Meine Barrieren-Impfung

	Trifft bei meinem Vorhaben zu:	Trifft bei meinem Vorhaben nicht zu:
Negative Konsequenzen		
Finanzielle Kosten		
Hoher Zeitaufwand		
Weite Wege		
Körperliche Einschränkungen		
Eigene:		
Situative Barrieren		
Keine Lust		
Schlechtes Wetter		
Bequemlichkeit		
Arbeitspensum		
Familiäre Verpflichtungen		
Eigene:		
Psychische Barrieren		
Energielosigkeit		
Antriebsmangel		
Schlechte Stimmung		
Ängste vor Körpersymptomen		
Ängste vor Blamage		
Hinderliche Gedanken		
Mangel an Selbstvertrauen		
Eigene:		

11.2 Negative Konsequenzerwartungen

Einfacher als beim Bergsteigen, können Sie im Alltag zwischen verschiedenen Wegen wählen, um aktiv zu werden. Sie können leichte Übungen machen, die sich zuhause oder auf der Arbeit umsetzen lassen. Treppensteigen statt den Aufzug zu nehmen oder Walking-Einheiten stellen hier geeignete Beispiele dar. Sie können aber auch mittlere bis schwere körperliche Belastungen mit hoher Verbindlichkeit als Ziel anvisieren. Hier sind beispielsweise Vereins- und Mannschaftssportarten zu nennen. Je nachdem, wofür Sie sich entscheiden, werden sich unterschiedliche Chancen und Kosten für Sie ergeben. Grundsätzlich gilt: Je einfacher der Aufstieg, desto geringer sind die Kosten. Gleichzeitig lassen spürbare Erfolge dann etwas auf sich warten. In diesem Fall wird ▶ Kap. 13, „Erfolg sichtbar machen", besonders wichtig sein. Dort werden Möglichkeiten aufgezeigt, sich seinen Fortschritt bewusst zu machen.

Es kann also sein, dass die Kosten für Ihr gewähltes Ziel aus ▶ Kap. 10 zu hoch sind und Sie deswegen nicht aktiver werden. Dagegen können Sie Ressourcen schaffen, um die Kosten tragen zu können. Sparen sie eventuell an einem überflüssigen Zeitungsabonnement, um den Mitgliedsbeitrag zahlen zu können. Oder besorgen Sie sich eine Bandage für das schwächelnde Knie. Bei medizinischen Problemen oder Kontraindikationen können Sie einen geeigneten Arzt konsultieren und sich darüber aufklären lassen, welche Möglichkeiten Sie haben. Alternativ können Sie ein Ziel mit geringeren Kosten auswählen. Bedenken Sie aber, dass jede neue Gewohnheit mit ein wenig Widerstand und Training etabliert werden wird. Erlauben Sie sich, gemäß Ihrem Ausgangsniveau zu starten.

> Das Motto lautet: Lieber etwas weniger Bewegung als gar keine!

11.3 Situative Barrieren

Das Geröll lässt sich leider nicht so einfach umgehen. Es würde auch nicht viel bringen, einfach einen anderen Weg einzuschlagen, da Ihnen die Äste und Steine auch dort wieder direkt vor den Füßen landen können. Es ist unmöglich, alle denkbaren Hindernisse vorwegzunehmen. Woraus aber können situative Barrieren bestehen?

Zunächst sind da äußere Umstände, die nicht Ihrer Kontrolle unterliegen. Stellen Sie sich vor, Sie sind hoch motiviert, voller Tatendrang, ziehen sich die Sportsachen an und wollen joggen gehen. Sie öffnen die Tür und sehen, dass ein Gewitter unmittelbar bevorsteht. Andere Menschen können Hürden darstellen (z. B. Ihr Chef mit einem dringenden Auftrag („berufliche Inanspruchnahme")). Auch eine eilige Bitte Ihrer Partnerin oder Ihres Partners könnte eine nicht zu ignorierende Barriere sein („familiäre Verpflichtung").

Für jedes Vorhaben gibt es bestimmte Voraussetzungen, die erfüllt sein müssen, um es erfolgreich in die Tat umsetzen zu können (z. B. beständiges Wetter, schmerzfreie Knie, geeignetes Schuhwerk, etc.) Jeder Mangel kann Ihr konkretes Vorhaben unmöglich machen. Eine geeignete Alternative im Vorhinein zu überlegen, ist hier das Mittel der Wahl. Impfen Sie sich mit einem „Plan B" etwa in der Form: „Wenn ich aus bestimmten Gründen nicht laufen kann, werde ich schwimmen gehen oder zuhause Seil springen". So stellen Sie sicher, dass das Maß an Bewegung nicht von äußeren unkontrollierbaren Umständen abhängt. Welche Rahmenbedingungen sind also für Ihr persönliches Ziel unabdingbar? Und welche anderen Arten von Bewegung sind ersatzweise möglich, wenn diese nicht gegeben sind? Nehmen Sie sich einen Moment Zeit, diese Fragen zu beantworten.

11.4 Psychische Barrieren

Stolpersteine in Form von inneren Phänomenen können Sie direkt oder indirekt beeinflussen. Manche davon werden durch psychische Störungen verstärkt, andere treten bei psychischen Beschwerden neu auf. Bei inneren Phänomenen handelt es sich um hinderliche Gedanken, unangenehme Körperempfindungen, ungünstige Verhaltensmuster sowie starke Gefühle (negative und positive). Diese inneren Phänomene können sich gegenseitig beeinflussen und verstärken. Im Folgenden werden konkrete Beispiele für verschiedene psychische Probleme genannt (s. hierzu auch ▶ Kap. 4, „Psychische Probleme und Bewegungsverhalten"). Wir empfehlen Ihnen, auch die Abschnitte zu lesen, die Sie nicht direkt betreffen. Immer wieder haben verschiedene Probleme eine ganz ähnliche Ursache. Strategien, um psychische Barrieren zu überwinden, haben wir Ihnen bereits in ▶ Kap. 4 vorgestellt. Auch ▶ Kap. 12 wird sich noch einmal damit befassen, wie einmal erkannte Barrieren überwunden werden können.

11.4.1 Ängste

Häufig gehen Ängste mit der Tendenz einher, unbekannte Situationen zu vermeiden (Hamm 2006). Wenn das Vorhaben, sich aktiver zu verhalten, nun zu solchen neuen Situationen gehört, steht man vor der ersten kleinen Herausforderung.

> Wenn Ihr Gehirn eine Gefahr hinter neuen Situationen vermutet, kann es sich hinterlistige Vermeidungsstrategien ausdenken, um Sie zu „schützen".

Das geht mitunter soweit, dass es Ihnen vorgaukelt, dass Sie die Situation gar nicht aufsuchen wollen. Gedanken wie „Ich wollte eigentlich doch nie walken gehen, das mit den Stöcken ist wirklich doof" dürfen Sie deshalb hinterfragen. Sicher haben Sie in der Vergangenheit bereits erfolgreich neue Situationen gemeistert, vor denen Sie zu Beginn auch Sorgen hatten. Wie haben Sie damals im Anschluss darüber gedacht? Nach der ersten Freude, es hinter sich zu haben, haben Sie sich vielleicht gewundert, wie gut es Ihnen gelungen ist. Nehmen Sie diese Erfahrung mit, um der Vermeidung entgegenzuwirken. Wählen Sie die einzelnen Schritte so aus, dass Sie zuversichtlich sind, sie zu schaffen. Gleichzeitig sollten sie ein spürbares Maß an Anstrengung erfordern, sonst treten Sie auf der Stelle. Das kann bedeuten, dass Sie zunächst beginnen, andere Jogger aus dem Bekanntenkreis zu befragen oder zu beobachten oder sich im Internet über Sportarten zu informieren. Dann kommt der nächste Schritt. Blicken Sie in einigen Wochen auf Ihr Vergangenheits-Ich zurück und staunen, wie erfolgreich es Ihnen von der Hand ging.

11.4.2 Soziale Ängste/Unsicherheiten

Bei sozialen Ängsten stellt sich häufig die Frage, wie Außenstehende Ihre Person und Ihr Verhalten bewerten. Hinderliche Gedanken resultieren aus der Vorstellung, peinlich auszusehen, knallrot zu werden oder stark zu schwitzen und damit aufzufallen (Stangier et al. 2006).

11.4.3 Angst vor negativer Bewertung/Blamage

Vielleicht sind Ihnen auch schon Ideen und Maßnahmen durch den Kopf gegangen, um zu verhindern, dass Sie negativ bewertet werden. Es könnte Ihnen sinnvoll erscheinen, sich zunächst aufwendig zu schminken oder viele Schichten anzuziehen, um das Schwitzen zu verdecken. Oder Sie versuchen, an Orten Sport zu treiben, an denen sich wenige bis keine Menschen aufhalten. Das macht Bewegung schwieriger, zeitintensiv und einsam. Es steigert im Vergleich zum Nutzen also die Kosten für das neue Verhalten. Wie können Sie nun aber davon loskommen? Studieren und überprüfen Sie Ihre Sorgen. Werden auch andere aktive Menschen rot und schwitzen? Wie können Sie diese Körpersymptome motivierend umdeuten? Trainierte Menschen schwitzen mehr, da ihr Kühlungssystem besser funktioniert. Rot zu werden kann bedeuten, dass Ihr Körper richtig ins Training kommt und Sie dabei sind, sich zu verbessern. Sind diese Deutungen weniger wahr?

11.4.4 Selbstbeobachtung

Eine weitere Hürde besteht in der Neigung, stark auf sich selbst zu achten und die möglicherweise peinlichen Symptome zu „scannen" und unter Beobachtung zu stellen. Unter Umständen sehen Sie sich jetzt schon wie aus der Vogelperspektive beim Sport und spüren Scham aufflackern. Das kann Ängste und Vermeidungsverhalten verstärken. Setzen Sie diesen Gedanken ein STOP! und konzentrieren Sie sich auf angenehme Aspekte Ihrer Umwelt. Früher oder später wird sich Ihre Aufmerksamkeit wieder den unangenehmen Vorstellungen widmen. Richten Sie sie immer wieder auf etwas Angenehmes. Hierzu können Sie auch das Kapitel „Barrieren überwinden" (▶ Kap. 12) aufschlagen und sich mit der Gedankenstopp-Technik beschäftigen.

11.4.5 Agoraphobie und Panikattacken

Sie haben sich in diesem Ratgeber bereits mit den körperlichen Folgen von Bewegung und Sport auseinandergesetzt. Während Sie aktiv sind, zeigen sich Veränderungen der Vitalparameter. Die Herzfrequenz wird ebenso wie der Blutdruck und die Atemfrequenz steigen, vermutlich wird Ihnen warm werden, und Sie beginnen zu schwitzen. Dies versetzt Ihren Körper in die Lage, die körperliche Belastung zu bewältigen. Genau diese Veränderungen können eine besondere Herausforderung für Personen darstellen, die Angstattacken erleben und Menschenmengen und weite Plätze meiden (Schneider und Margraf 1998).

11.4.6 Fehlinterpretation von Körpersignalen

Vielleicht wird Ihnen als Betroffener beim Lesen von Tipps, wie Sie mehr Bewegung in Ihren Alltag integrieren können, bereits Angst und Bange. Sportliche Betätigung führt nämlich zu körperlichen Veränderungen. Diese Veränderungen sind genau die Signale des Körpers, die ängstigende Gedanken bei agoraphobischen und Panikpatienten hervorrufen können. Die Befürchtungen, der Belastung nicht standhalten zu können oder körperlich zu versagen, können das Ergebnis sein. Phantasien über einen drohenden Herzinfarkt oder den Verlust des Bewusstseins drängen sich auf. Vielen Betroffenen fällt es schwer, die Signale des Körpers als eine notwendige und völlig ungefährliche Anpassungsreaktion des Körpers zu sehen. Wenn es Hinweise darauf gibt, dass Ihre körperliche Leistungsfähigkeit eingeschränkt ist, sollten Sie sich mit Ihrem Arzt zusammensetzen und klären, wie belastbar Sie sind und welche Art von Bewegung für Sie geeignet ist.

Unbegründeten Katastrophenannahmen stellt man sich am besten, indem man sie ganz zu Ende denkt. Wie würde es tatsächlich ablaufen? Im Normalfall, wenn es sich um Angstsymptome handelt, wird Ihnen etwas schummerig, und der Blick verengt sich. Vielleicht setzen Sie sich auch kurz hin. Wahrscheinlich kommt jemand zu Hilfe und legt Ihre Beine hoch. Wenn nicht, wird Ihr Gehirn allein durch das Hinsetzen besser durchblutet, und Sie werden wieder wacher. Vielleicht haben Sie große Sorgen, dass Sie in Ohnmacht fallen könnten. Wenn Ihre Symptome Angstsymptome sind, ist das Risiko in Ohnmacht zu fallen sehr klein. Dennoch hatten wir Ihnen ja schon zuvor geraten, sich zunächst von einem Arzt beraten zu lassen, ob die Teilnahme an einem sportlichen Training aus medizinischer Sicht unbedenklich für Sie ist. Schlagen Sie auch das Kapitel „Psychische Probleme und Bewegungsverhalten" (▶ Kap. 4) noch einmal auf, um mehr darüber zu erfahren, wie Sie mit diesen Angstsymptomen umgehen können.

11.4.7 Niedergeschlagene Stimmung

Ebenso wie das Vermeidungsverhalten bei Angststörungen kann eine Depression sich tückische Wege suchen, sich guttuenden Veränderungen in den Weg zu stellen. In den allermeisten Fällen geht eine niedergeschlagene Stimmung mit Belastungen im Leben einher. Sind wir belastet oder gestresst, vermutet unser Gehirn eine Bedrohung und aktiviert den Teil, der alte, gut geübte Verhaltensmuster beinhaltet (Maletic et al. 2007). Es hat sozusagen keine Zeit, neue Wege zu suchen, und will möglichst effizient gegen die Gefahr vorgehen. Der einfachste und bequemste Weg besteht oft in einem Rückzug. Es fehlt die Energie, neue Wunschgewohnheiten umzusetzen, und so bleiben Erfolgserlebnisse aus. Das Ausbleiben von Erfolgserlebnissen hat wiederum zur Folge, dass sich die Stimmung weiter verschlechtert. Irgendwann ist die Stimmung schließlich an einem Tiefpunkt angelangt, und es fällt sehr schwer, sich aus der Abwärtsspirale zu befreien (Hautzinger 2003). Wenn Sie unter niedergeschlagener Stimmung leiden und sich nur schwer zu sportlicher Aktivität aufraffen können, kann Ihnen auch das „Gegenrezept" in ▶ Kap. 4 helfen, diese psychische Barriere zu überwinden.

11.4.8 Demotivierende Gedanken

Negativ verzerrte Gedanken gaukeln uns vor, dass wir nicht so leistungsfähig sind wie andere Menschen, und erschweren eine aktive Lebensgestaltung. Zum Beispiel können sich depressiv verzerrte Gedanken in unfairen Vergleichen ausdrücken. In depressiven Phasen führen Menschen oft innere Dialoge, bei denen sie sich selbst stark unter Druck setzen („Warum komme ich schneller aus der Puste als alle anderen?", „Ich werde nie mehr meinen alten Trainingszustand erreichen" etc.). Machen Sie sich bewusst, dass eine Depression eine ernstzunehmende Erkrankung ist. Ähnlich, als würden Sie mit gebrochenem Arm von sich verlangen, die gleiche Leistung auf der Arbeit zu bringen. Aber wie können Sie sich mit diesem Bild im Hinterkopf besser unterstützen? Wenn Sie bemerken, dass Sie auf eine hinderliche Art über Ihre Leistung denken, halten Sie inne. Was würden Sie einer guten Freundin oder einem guten Freund an Ihrer Stelle raten?

> Die Fähigkeit, sich zu motivieren und Barrieren zu überwinden, ist genauso Teil des Vorhabens wie die Bewegung an sich.

Auch für demotivierende Gedanken liefern wir Ihnen in ▶ Kap. 4 ein Gegenrezept. Es lohnt sich also, dieses Kapitel noch einmal aufzuschlagen, wenn demotivierende Gedanken Sie an der Ausführung sportlicher Aktivitäten hindern.

11.4.9 Energielosigkeit/ Antriebshemmung

Eine weitere Hürde besteht in der Erschöpfung und Energielosigkeit, die zu Depressionen dazugehören. Dieses Symptom kann durch Nebensymptome wie Appetitlosigkeit und Schlafstörungen erschwert werden. Energielosigkeit macht es uns besonders schwer, uns für Bewegung zu entscheiden. Da kann das Fitnessstudio noch so günstig auf dem Heimweg von der Arbeit liegen, der erschöpfte Körper fährt wie fremdgesteuert daran vorbei. Oder man steht gedankenlos vor dem Aufzug, statt die Treppen zu nehmen. All das sind häufige und für Betroffene frustrierende Beispiele aus dem Alltag. Bedenken Sie, dass Sie zu jedem Zeitpunkt neu entscheiden können. Schon kurz nachdem Sie sich die Chance auf Bewegung haben entgehen lassen, können Sie anhalten und doch noch beginnen. Unterstützend können Sie kurz die Augen schließen und sich vorstellen, wie Sie sich trotz der Erschöpfung durchringen, sich doch zu bewegen. Stellen Sie sich vor, wie

Ihr Körper – der Müdigkeit zum Trotz – einfach aufsteht und die Gelegenheit ergreift, doch ins Fitnessstudio zu gehen. Wenn dies beim ersten Mal nicht funktioniert – geben Sie nicht auf. Probieren Sie es immer wieder. Stellen Sie sich die Frage: Werde ich heute mein Bewegungsziel erreichen? Planen Sie im Vorhinein Ruhephasen nach dem Sport ein, um der Müdigkeit vorauszueilen und ihr die argumentative Kraft im entscheidenden Moment zu nehmen.

11.4.10 Mangel an Selbstvertrauen

Der Verlust von Selbstvertrauen ist ein häufiges Symptom von Depressionen und macht es besonders schwer, neue Herausforderungen anzunehmen. Versagensängste oder Versagenserwartungen führen dazu, dass neue Vorhaben nicht begonnen werden. Die Vermeidung neuer Herausforderungen führt dann zu einem Mangel an Erfolgen und damit zu einer weiteren Verschlechterung des Selbstvertrauens. Nun stellt sich die Frage, wie dieser Teufelskreis durchbrochen werden kann. Es kann sinnvoll sein, Ihre Ziele anzupassen. Wählen Sie den nächsten Schritt auf Ihrem Weg so klein, dass er Ihnen machbar erscheint, und so groß, dass er eine Herausforderung für Sie darstellt, an der Sie wachsen können. Suchen Sie sichere Erfolgserlebnisse und beweisen Sie sich Ihre Fähigkeiten. Tiefergehende Strategien dazu finden Sie in ▶ Kap. 4 und ▶ Kap. 12.

Zusammenfassung

Bislang haben Sie Barrieren kennengelernt, die sich Ihnen in den Weg stellen können. Dazu zählen negative Konsequenzerwartungen, situative Barrieren sowie psychische Barrieren. Darüber hinaus haben Sie Strategien vermittelt bekommen, sich Ihnen zu widersetzen. Im nächsten Kapitel werden Sie einige Möglichkeiten kennenlernen, sich besser mit Ihrem Vorhaben zu identifizieren und Ihre neue Wunschgewohnheit gegen den „alten Trott" abzuschirmen. Gestatten Sie uns noch eine abschließende Erinnerung: Zu Beginn dieses Kapitels schlugen wir vor, den Ratgeber in Ruhe durchzuarbeiten. Erlauben Sie sich einen Moment Zeit, zu überlegen, was dieser Abschnitt für Sie und Ihre Pläne bedeutet.

Literatur

Hamm, A. (2006). Spezifische Phobien. Aus Fortschritte der Psychotherapie, Manuale für die Praxis. Göttingen: Hogrefe.

Hautzinger, M. (2003). Kognitive Verhaltenstherapie bei Depressionen. Aus Materialien für die klinische Praxis. Weinheim: Beltz.

Krämer, L. & Fuchs, R. (2010). Barrieren und Barrierenmanagement im Prozess der Sportteilnahme. Zeitschrift für Gesundheitspsychologie, 18 (4), 170–182.

Maletic, V., Robinson, M., Oakes, T., Iyengar, S., Ball, S. G., & Russell, J. (2007). Neurobiology of depression: an integrated view of key findings. Int J Clin Pract, 61 (12) 2030–2040.

Schneider, S. & Margraf, J. (1998). Agoraphobie und Panikstörung. Aus Fortschritte der Psychotherapie, Manuale für die Praxis. Göttingen: Hogrefe.

Stangier U., Clark DM., Ehlers, A. (2006). Soziale Phobie. Aus Fortschritte der Psychotherapie, Manuale für die Praxis. Göttingen: Hogrefe

Barrieren überwinden

Tarek Al-Dalati, Miriam Bieber, Daniela Schmidt, Viola Oertel

12.1 Einleitung: Barrieren und Motivationshilfen – 80

12.2 Strategien zur Überwindung von Barrieren – 80
12.2.1 Steigerung der Selbstwirksamkeit – 80
12.2.2 Steigerung der Handlungskontrolle – 82
12.2.3 „Äußere" Strategien – 84

Literatur – 86

© Springer-Verlag GmbH Deutschland 2017
V. Oertel, S. Matura (Hrsg.), *Bewegung und Sport gegen Burnout, Depressionen und Ängste*,
DOI 10.1007/978-3-662-53938-5_12

Lernziele
- Lernen Sie Strategien gegen den „inneren Schweinehund" und sonstige Barrieren kennen.
- Übungen und anschauliche Beispiele sollen Ihnen vermitteln, wie Sie sich selbst motivieren können (Motivationshilfen).

12.1 Einleitung: Barrieren und Motivationshilfen

> Wichtig ist es, sich vor dem Start neuer Absichten mögliche Barrieren zu überlegen und deren Überwindung dann gezielt zu planen. Für die Überwindung von Motivationsbarrieren sind Motivationshilfen wichtig.

Allein die Absicht, sich mehr zu bewegen, führt nicht zwangsläufig dazu, dass dies auch geschieht. Häufig stehen uns eine Reihe von Barrieren im Weg, die uns von unserem Ziel, mehr sportliche Aktivität in unser Leben zu integrieren, abhalten. Eine Reihe von Strategien haben sich als außerordentlich nützlich erwiesen, dem „inneren Schweinehund" im richtigen Moment einen Maulkorb zu verpassen.

Mögliche Strategien haben wir in mehrere Bereiche unterteilt: Dazu gehören die **Steigerung der Selbstwirksamkeit bzw. des Selbstvertrauens** (Bandura 2004) und der **Aufbau von Handlungskontrolle** (Miller et al. 1960; Kuhl 1987), also der Fähigkeit, geplante Handlungen auch genauso durchzuführen. Wenn diese Strategien noch nicht richtig erfolgreich sind oder zur Unterstützung der Strategien kann man sich auch durch **„äußere" Strategien,** wie eine gemeinsame Vereinsfarbe, motivieren.

12.2 Strategien zur Überwindung von Barrieren

> Um Barrieren zu überwinden, kann man die Selbstwirksamkeit steigern, die Handlungskontrolle verbessern oder sich äußerer Hilfen bedienen. Aus allen Bereichen können Sie die für sich geeigneten Motivationshilfen auswählen und ausprobieren.

Unterstützende Online-Materialien stehen für Sie unter extras.springer.com unter Eingabe der ISBN 978-3-662-53937-8 zum Download bereit.

12.2.1 Steigerung der Selbstwirksamkeit

Abhängig davon, wie sehr Sie davon überzeugt sind, dass eine von Ihnen ausgeführte Handlung zum gewünschten Erfolg führt, kann man eine gute Vorhersage abgeben, ob Sie Ihr Projekt letztlich auch in die Tat umsetzen. Diese Überzeugung wurde in ▶ Kap. 11 bereits unter dem Punkt Selbstvertrauen angesprochen. Um also dafür zu sorgen, dass Sie mit höherer Wahrscheinlichkeit das Zielverhalten (z. B. Joggen) auch in der gewünschten Häufigkeit und Dauer ausführen, ist es nicht nur notwendig, das Ziel konkret zu fassen, sondern auch daran zu glauben, dass Sie in der Lage sind, die notwendigen Schritte umzusetzen. Im weitesten Sinne können Sie dies als Zuversicht in die eigenen Fähigkeiten verstehen. Nachfolgend finden Sie verschiedene Ansatzpunkte, Ihre Tatkraft zu steigern.

> Selbstwirksamkeit bedeutet, dass Sie Vertrauen in Ihre eigene Fähigkeit haben, dass Sie etwas verändern und dieses Vorhaben auch beibehalten.

- **Strategie „Stolze Brust": Persönliche Erfolge bewusst machen**

Zur Steigerung des Vertrauens in die eigenen Fähigkeiten ist es hilfreich, sich eigene vergangene Erfahrungen, in denen Sie durch Ihre eigene Tätigkeit einen Erfolg erzielen konnten, bewusst zu machen und ins Gedächtnis zu holen (Lippke und Renneberg 2006). Oft stecken hinter solchen Erfahrungen eine Reihe persönlicher Eigenschaften, die auch für sportliche Ziele unabdingbar sind. Nehmen Sie sich einen Moment Zeit, sich diese Ereignisse bewusst zu machen. Das Arbeitsblatt „Bewegungsvertrag" im Download-Bereich enthält einen Abschnitt dazu. Überlegen Sie, welche bisherigen Erfolge Sie erzielt haben (z. B. Schulabschluss, Berufsausbildung, Freundschaften schließen, Sprache lernen) und welche Fähigkeiten Sie haben, die Sie dazu gebracht

12.2 · Strategien zur Überwindung von Barrieren

haben (z. B. Zielstrebigkeit, Durchhaltevermögen, Begeisterungsfähigkeit, Cleverness).

Ganz häufig fällt es Menschen in unserer Gesellschaft schwer, sich mit eigenen Stärken zu befassen. Viele von uns sind mit Sätzen wie „Eigenlob stinkt!" aufgewachsen und erleben Schuldgefühle, wenn sie sich mit ihren guten Seiten vertraut machen. Wenn es Ihnen schwer fällt, befragen Sie einen engen Freund oder Familienangehörigen: Vielleicht fällt es Ihrem Umfeld leichter, Ihre Stärken zu erkennen.

> **Nehmen Sie kleine und große Erfolge bewusst wahr. Halten Sie nach jeder Einheit oder nach jeder Woche einen Moment inne, nehmen Sie bewusst wahr, was Sie geschafft haben, seien Sie stolz auf sich selbst.**

- **Strategie „Ich kann das": Vertrauen in die eigenen Fähigkeiten**

Gehen Sie, nachdem Sie sich die Erfolge bewusst gemacht haben, einen Schritt weiter. Hinter persönlichen Erfolgen stehen immer (Persönlichkeits-) Eigenschaften, Wissen, Erfahrungen, Fähigkeiten und Einstellungen, die den Erfolg überhaupt erst ermöglicht haben (Potreck-Rose 2014). Vielleicht sind Sie sehr zielstrebig, haben ein hohes Durchhaltevermögen oder sind grundsätzlich zuversichtlich gestimmt. Das sind Eigenschaften, die Ihnen auch beim Sport helfen können. Vorwissen und Erfahrungen mit Bewegung im Allgemeinen oder bestimmten Sportarten im Speziellen können auch hilfreich sein. Gegebenenfalls haben Sie ein Talent, sich auf etwas zu konzentrieren oder sich gut in neue Umgebungen einzufinden. Überlegen Sie, was Sie dazu beigetragen haben, damit Sie ein Erfolgserlebnis hatten oder Ihre Ziele erreicht haben. Und glauben Sie uns: Ein kleines Erfolgserlebnis ist immer dabei! Sie können ruhig auch Ihren Mitmenschen von Ihrem Erfolg erzählen.

- **Strategie „Sich selbst belohnen"**

Und ganz wichtig: Belohnen Sie sich für Ihre Erfolge, tun Sie sich etwas Gutes; kaufen Sie sich ein gutes Buch, leckere Pralinen oder einen Tee; schauen Sie am nächsten Tag Ihren Lieblingsfilm oder baden ganz entspannt und mit Zeit nach einer anstrengenden Runde auf dem Fahrrad. Die Belohnung kann dabei sehr individuell und persönlich sein. Tun Sie sich selbst etwas Gutes (s. dazu Arbeitsblatt „Persönliche Erfolge" im Download-Bereich).

- **Strategie „Misserfolge als Ansporn nutzen"**

Folgt man der Logik aus dem vorangegangen Abschnitt, erschwert die Erfahrung eines Misserfolgs die erfolgreiche Umsetzung eines Vorhabens. Entscheidend dabei ist allerdings nicht, ob Sie einen Rückschlag erleben, sondern wie Sie damit umgehen. Das Arbeitsblatt „Stützradmetapher" (im Download-Bereich) kann Ihnen dabei helfen, den folgenden Gedanken für Sie greifbar zu machen: Stellen Sie sich vor, Sie würden einem Kind das Fahrradfahren beibringen. Wie könnte das aussehen? Sie beginnen mit einem Fahrrad in der geeigneten Größe für das entsprechende Kind und schrauben Stützräder an, um die Übung zu erleichtern. Anschließend machen Sie das Kind mit dem Fahrrad vertraut und führen selbst vor, worauf es ankommt. Dann leiten Sie das Kind an, es selbst zu probieren. Nach und nach entfernen Sie erst ein Stützrad und schließlich auch das zweite. Zur Sicherheit stabilisieren Sie das Rad, indem Sie den Gepäckträger festhalten und neben dem Kind herlaufen, wenn es seine/ihre ersten Versuche ohne Stützräder unternimmt. Irgendwann entschließen Sie sich, loszulassen. Das Kind fällt hin. Dies ist ein entscheidender Moment. Wie gehen Sie mit dem Kind um? Würden Sie dem Kind Vorwürfe machen? Es auslachen? Schimpfen? Ganz sicher nicht. Zunächst würden Sie es trösten und schauen, ob es nur leichte Blessuren davongetragen hat. Dann würden Sie dem Kind sagen, was es besser machen kann (z. B. nicht den Kopf drehen, sondern nach vorne schauen, um das Gleichgewicht besser halten zu können), und Sie ermutigen es zu einem neuen Versuch. Das Arbeitsblatt „Stützradmetapher" hilft Ratsuchenden einen netten, mitfühlenden Umgang mit sich zu lernen, wenn etwas nicht klappt, um sich nicht demotivieren zu lassen.

> **Erlauben Sie sich diese wohlwollende, mitfühlende Haltung auch sich selbst gegenüber, wenn Sie Neues ausprobieren und „auf der Nase landen". Unterstützen Sie sich selbst wohlwollend beim Prozess des Aktivwerdens. Machen Sie weiter und seien Sie nett zu sich!**

- **Strategie „Schulter klopfen": Holen Sie sich Lob**

Zuspruch und Ermutigungen von Freunden und Familie können kurzfristig Unterstützung bieten und in einzelnen Momenten den entscheidenden Anstoß geben. Denken Sie daran, wie angenehm es ist, wenn Ihnen jemand im Job sagt: „Das hast Du gut gemacht", oder wenn jemand zu Ihnen sagt: „Heute siehst Du aber gut aus". Das motiviert Sie sicherlich, gut weiterzuarbeiten. Nutzen Sie das auch für Ihren Vorsatz, körperliche Aktivität in Ihren Alltag zu integrieren. Außerdem können Sie so von ersten Erfolgen berichten und können andere mitreißen und vom Sport begeistern. Bitten Sie ganz bewusst einen Angehörigen, dass er/sie Sie lobt, wenn Sie Ihren Sport erfolgreich gemacht haben oder wenn Sie es geschafft haben, vom Sofa aufzustehen. Vielleicht macht Ihr Partner, eine Freundin oder ein Familienmitglied dann auch das eine oder andere mit. Holen Sie sich organisatorische Hilfe, wie z. B., dass Ihr Partner statt Ihnen einkaufen geht oder schon einmal mit dem Kochen anfängt, bis Sie vom Sport zurück sind. Ihr Partner kann Ihnen auch Erinnerungshilfen geben, z. B. „Wolltest Du nicht heute schwimmen gehen?" Sagen Sie Ihrem Partner ruhig ganz konkret, welche Handlungen oder Ermunterungen Ihnen helfen. Dann geben Sie auch gleich das Lob zurück.

- **Strategie „Netzwerk für mehr Bewegung": Soziale Unterstützung**

Entscheiden Sie sich für einen Teamsport, so haben Sie neben dem sportlichen Vergleich mit anderen Trainierenden auch die Möglichkeit, vom Erfahrungsschatz anderer Athleten zu profitieren. So erhalten Sie wichtige Tipps und Tricks für Ihren sportlichen Erfolg und können sich stetig verbessern. Werden Sie mit einer Gruppe gemeinsam aktiver, dann können Sie sich im entscheidenden Moment vom volitionalen Potenzial der Gruppe anstecken lassen und müssen nicht als Einzelkämpfer immer ganz alleine die Anstrengung unternehmen, sich „aufzuraffen". Und das Durchhalten fällt auch leichter, wenn andere ähnliche Ziele haben; wenn Sie ein Tief haben, können die anderen Sie motivieren. Wenn die anderen einen Einbruch haben, können Sie unterstützend sein. Verabreden Sie sich bewusst mit Sportkameraden zum Training und machen Sie feste Trainingstage und -zeiten aus. Eine gute Strategie ist es auch, wenn der Sport ohne Sie gar nicht stattfinden kann, z. B. bei einer Verabredung zum Squash-Spielen, bei dem Ihr Freund/Ihre Freundin nicht ohne Sie spielen kann.

Eine Möglichkeit bei der sportlichen Betätigung in einem Verein besteht auch darin, die Kompetenzen eines Trainers zu nutzen. Fragen Sie nach, wie Sie sich verbessern können und welche Ratschläge Ihnen persönlich weiterhelfen können (Ernährung, Umgang mit Verletzungen und Muskelkater, mentale Einstellungen im Sport).

Vielleicht treffen Sie auch auf dem Tennisplatz jemanden, von dem Sie denken: „Der hat eine gute Technik, dem gelingt immer recht viel", oder „sein Training ist gut aufgebaut und abwechslungsreich". Versuchen Sie, diese Person zu beobachten oder sogar nach ihrer Lernstrategien zu fragen und so von ihr zu lernen.

Das Arbeitsblatt „Soziale Unterstützung" im Download-Bereich kann Ihnen hier zusätzliche Hilfe bieten.

12.2.2 Steigerung der Handlungskontrolle

- **Strategie „Vermeidungs- und Annäherungsziele": Push und Pull**

Menschen bevorzugen einfache Erklärungen. Entscheidungen, die aus mehr als einem Grund entstanden sind, werden meist viel einfacher verarbeitet, als sie es tatsächlich sind. „Ich sollte Sport machen, weil es einfach gut für mich ist" ist eine häufig anzutreffende Aussage. Dabei sind die wahren Beweggründe deutlich vielschichtiger. Es gilt in der Regel etwas Unangenehmes zu vermeiden und sich etwas Angenehmem zu nähern. Unsere Motive sind also in sogenannte Push- und Pull-Faktoren zu unterteilen. Beispielsweise könnten Sie einerseits vermeiden wollen, an Gewicht zuzunehmen, und andererseits eine bessere Kondition erlangen oder das psychische Wohlbefinden verbessern (s. Übung „Push & Pull" im Download-Bereich).

Motive – sind in Push- und Pull-Faktoren zu unterteilen. Push-Faktoren sind solche, die darauf abzielen, Unerwünschtes zu vermeiden. Pull-Faktoren sind solche, die darauf abzielen, sich selbst einem Ziel näherzubringen.

Dabei kann ein Problem auftreten: Menschen mögen es, wenn ihre Taten, Gefühle und Gedanken übereinstimmen. Wenn wir nun also aufgrund reiflicher Überlegungen entscheiden, mehr Bewegung in unseren Alltag einfließen zu lassen, und in eine Situation geraten, in welcher der „innere Schweinehund" siegt, erleben wir einen Konflikt. Das ist der Moment, in dem unser Gehirn geschickt reagiert. Es sucht sich den einfachsten Weg (die Gedanken) und rechtfertigt mit einer Einstellungsänderung den ausgebliebenen Sport („Joggen war noch nie wirklich mein Ding", „Andere Menschen, die ich kenne, haben sogar eine schlechtere Kondition als ich; so dringend ist es also gar nicht", „Morgen kann ich ja auch noch gehen"). Wenn Sie Ihr Gehirn dabei „erwischen", kann es hilfreich sein, die erarbeiteten Motive erneut zu betrachten und sich die Wichtigkeit Ihres Vorhabens zu verdeutlichen. Pflegen Sie kleine Misserfolge oder Rückschritte etwa in den Prozess der Gewohnheitsbildung ein („Es gehört dazu, auch mal nicht nach Plan vorzugehen, solange ich mich die meiste Zeit daran halte", „Ich wusste, dass es schwer werden würde und dass sich die Anstrengung lohnen wird").

- **Strategie „Gedankenstopp"**

Das kennen Sie bestimmt: Sie wollten eigentlich heute Abend nach dem Studieren dieses Ratgebers Joggen gehen; aber eine Freundin hat angerufen, sie möchte ein Eis essen gehen. Außerdem haben Sie einen stressigen Arbeitstag gehabt, Sie fühlen sich müde, kaputt. Was passiert hier? Ihr innerer Schweinehund ist aktiv! Negative und bremsende Gedanken kommen auf, wie wir sie oben besprochen haben, und Sie können sie nicht mehr abschalten. Jetzt müssen Sie aktiv werden, diesen Gedanken ein bewusstes Stoppsignal setzen. Ganz wichtig ist, nach dem „Stopp" neue positive Gedanken zu fassen, um nicht wieder in das negative Denken zurückzufallen. Dabei ist es hilfreich, auch einige aufmunternde Sätze im Kopf zu haben, die man sich nach dem Gedankenstopp selbst vorsagen kann, zum Beispiel: „Bange machen gilt nicht. Ich werde diese Krise schon bewältigen."

> Unterbrechen Sie den negativen Gedanken mit dem Wort „STOPP!" und lenken Sie dann Ihre Aufmerksamkeit auf einen positiven, motivierenden Gedanken, z. B. „Dieser Gedanke ruiniert meine Stimmung. Bange machen gilt nicht."

Eine andere Möglichkeit besteht auch darin, sich die bremsenden Gedanken aufzuschreiben, beiseite zu schieben und zu sagen: „Ich denke nachher darüber nach." Es ist auch möglich, sich zu helfen, indem man die Hände kurz zur Faust ballt oder sich bildlich ein Stoppschild wie auf der Straße vorstellt. Sie können auch sich selbst ansprechen und sich „Befehle geben": „Du schaffst das, du machst das, halte durch."

Oder formulieren Sie mit eigenen Worten z. B. „Ich merke, dass sich meine Gedanken im Kreis drehen, und ich werde jetzt damit aufhören, da es mich nur runterzieht. Ich werde gezielt an etwas denken, was mir Mut macht." Notieren Sie jetzt für sich Ihre persönlichen aufmunternden Sätze.

Oft können auch angenehme bildhafte Vorstellungen helfen, aus einer negativen Phase heraus und wieder zu besserer Stimmung zu kommen. Man kann sich etwa nach dem „Stopp" bewusst an ein angenehmes Erlebnis erinnern, etwa an den letzten Urlaub oder an das Bild einer schönen Landschaft. Eine andere Möglichkeit besteht darin, dass man sich das Bild von sich selbst, wenn man das gesetzte Ziel erreicht hat, wie z. B. „5 kg abnehmen", in der Vorstellung heranholt und sagt: „Mensch, du hast aber abgenommen." Versuchen Sie, sich gedanklich in die Zukunft zu versetzen, in der Sie Ihr Ziel erreicht haben. Lesen Sie den nächsten Abschnitt „Gestaltung der Umwelt" und füllen dann das entsprechende Arbeitsblatt „Gestaltung der Umwelt und Gedankenstopp" im Download-Bereich aus.

- **Strategie „Gestaltung der Umwelt"**

Wie auch Ihr Gehirn wird Ihre direkte, persönliche Umwelt noch nicht auf die neue Gewohnheit eingestellt sein. Moritz zum Beispiel hat sich nach der Arbeit immer auf seinem gemütlichen Sessel ausgeruht (▶ Kap. 10). Sich anfangs zu überwinden, ein derart starkes Ritual gegen eine Einheit Fitnesstraining einzutauschen, erschien ihm morgens immer noch sehr wahrscheinlich, stellte sich aber nach einem harten Arbeitstag als umso unwahrscheinlicher dar. Moritz nutzte die morgendliche Zuversicht, um den Sessel noch vor der Arbeit mit Kleiderbügeln zu belegen. Diese hätte er aufwendig entfernen müssen, um sich auszuruhen. Allein diese kleine Veränderung half ihm, die Anziehungskraft des Sessels zu verringern. Gleichzeitig hielt er eine fertig gepackte Sporttasche im Kofferraum seines Autos bereit. Üblicherweise stellt der Heimweg von der Arbeit eine automatisierte Handlungsabfolge dar, über die man nicht weiter nachdenken muss. Man räumt seinen Arbeitsplatz auf, packt die Tasche, läuft wie ferngesteuert zum Auto oder zur U-Bahn, fährt nach Hause und geht den üblichen Tätigkeiten zu Hause nach. Unsere Aufmerksamkeit richtet sich völlig natürlich (nur) auf die dafür wichtigen Signale. Wenn es dann darum geht, eine neue, noch nicht automatisch ablaufende Handlung einzubauen, wird diese zugunsten des besser geübten, alten Verhaltens oft „übersehen" (Kuhl 1987). Die Sporttasche im Kofferraum war eine Erinnerungshilfe für Moritz. Sie half ihm, häufiger dem neuen Zielverhalten nachzugehen (s. Arbeitsblatt „Gestaltung der Umwelt & Gedankenstopp" im Download-Bereich).

- **Strategie „Signale setzen"**

Manchmal brauchen wir noch Erinnerungen an gute Vorhaben. Sie können sich selbst Erinnerungshilfen geben. Dabei eignen sich insbesondere visuelle Signale, die Sie an verschiedenen Stellen positionieren, an denen Sie häufig vorbeikommen: die Zahnbürste, der Spiegel im Bad, das Lenkrad im Auto eignen sich gut als Stellen, an denen Sie Ihr Signal positionieren können. Immer wenn Sie an den visuellen Signalen vorbeikommen, denken Sie an einen motivierenden Satz, wie z. B. „Du machst das gut" oder „Das macht Spaß". Es sollte auf jeden Fall ein positiver motivierender Gedanke sein!

> **Nutzen Sie visuelle Signale wie z. B. Aufkleber in bunten Farben, um sich an Ihren motivierenden Gedanken und Ihr Ziel zu erinnern.**

Eine weitere Möglichkeit besteht darin, verschiedene Karteikarten mit je einem motivierenden Gedanken zu beschriften. Über den Tag hinweg können Sie immer wieder eine Karte ziehen und den Gedanken aufmerksam lesen, um sich zu erinnern, dass es gute Gründe gibt, warum Sie mehr Bewegung in Ihren Alltag integrieren möchten. Wenn Ihnen neue motivierende Gedanken einfallen, notieren Sie diese auf weiteren Karten. In den Stapel können Sie auch leere Karten mischen. Immer wenn Sie eine leere Karte ziehen, lassen Sie sich schnell etwas Motivierendes einfallen. Das Arbeitsblatt „Signale setzen" im Download-Bereich kann Ihnen dabei helfen.

Strategie „Visualisierung des Ziels" als Motivationshilfe

Sie kennen das bestimmt: Sie haben ein Motivationstief, keine Lust, es geht nicht vorwärts, Sie wissen eigentlich gar nicht, warum sie das tun sollten. Benutzen Sie an dieser Stelle Ihre Sinnesorgane, insbesondere Ihre Augen. Von unserem Sinnessystem geht eine enorme Kraft aus; Sinneseindrücke sind mit unserem Emotionserleben stark verknüpft.

- Stellen Sie sich vor, wie Sie aussehen, wenn Sie Ihr Ziel „5 kg abnehmen" erreicht haben.
- Schauen Sie in den Spiegel, machen ein fröhliches Gesicht und denken an Ihr Ziel „positivere Stimmung".
- Stellen Sie sich Ihr Gefühl vor, wenn Sie 5 km gelaufen sind und das geschafft haben. Sind Sie stolz auf sich?

Andere Hilfsmittel zur Visualisierung könnten sein: ein Glas, befüllt mit Ihrer Lieblingssüßigkeit am Boden, und darüber Motivationskarten, die Ihre Sporteinheiten darstellen. Für jede erfolgreich abgeleistete Sporteinheit dürfen Sie eine Karte aus dem Glas nehmen. Am Ende der Woche haben Sie alle Karten herausgenommen, und die Belohnung wartet auf Sie.

Visualisieren Sie beispielsweise Ihre Ziele, indem Sie an markanten Orten kleine Poster, Bilder, Postkarten oder motivierende Slogans Ihrer Vorbilder aufhängen (z. B. an den Kühlschrank, um unüberlegter Nahrungsaufnahme vorzubeugen). Nutzen Sie dazu das Arbeitsblatt „Zielvisualisierung" im Download-Bereich.

12.2.3 „Äußere" Strategien

- **Strategie „Ich gehöre dazu": Aufbau von Zugehörigkeitsgefühl**

Das Gefühl von Zugehörigkeit zu anderen ist eine existenzielle Basis für die menschliche Entwicklung und damit auch für unsere Gesundheit. Gerade bei großen Sportvereinen im Fußball erlebt man immer wieder, dass sogar Fans, die den Sport gar nicht selbst ausüben, sich sehr stark mit dem Verein identifizieren, die „Farben" tragen, von „meinem Verein" sprechen und durch das gemeinsame Zuschauen mit ähnlich Gesinnten ein Gefühl der Zugehörigkeit entwickeln. Es erhöht die Motivation, sich weiter mit dem Verein und der Sportart verbunden zu fühlen. Denken Sie nur an den Spruch „Fußball ist die schönste Nebensache der Welt". Die Identifizierung ist auch mit starken Emotionen verbunden – Freude bei Erfolgen; Trauerzustände bei Niederlagen. Durch das Erleben gemeinsamer Emotionen erhält man Bestätigung und Anerkennung.

In einem Sportverein ist der eigene Hintergrund – ob Investmentbanker mit großer Stadtvilla oder Arbeiter bei einer Baufirma – egal; die Identität mit einem Verein löst Unterschiede zwischen Menschen von unterschiedlicher Herkunft, Bildungsschicht oder sozioökonomischem Status zu einer gemeinsamen Gleichheit auf. Und wichtig: Die Gruppenidentität mit einem Verein oder einer Sportart führt dazu, dass man sich damit klar von anderen Vereinen oder Sportarten abgrenzt.

> Für eine lang anhaltende Motivation ist das Gefühl von Zugehörigkeit mit dem Sport (Sportart, Ausführung) sowie auch mit der Sportgruppe von erheblicher Bedeutung.

- **Strategie „Mein Sport und ich": Identifikationsstrategien**

Nachdem Sie eine Entscheidung für eine Sportart und ein regelmäßiges Trainingskonzept getroffen haben, ist es ratsam, sich optimal auf die erste Trainingsstunde vorzubereiten. Im Folgenden stellen wir eine Reihe von Möglichkeiten vor, mittels der Identifikation mit Vorbildern oder mit einem Verein die Motivation und das Gefühl der Zugehörigkeit zu einer Sportart zu erhöhen.

Zu allererst benötigen Sie eine geeignete Ausrüstung (Material, Bekleidung, Schuhe). Mit dem Erwerb der passenden Ausrüstung können Sie schon einen ersten Grundstein für dauerhafte Motivation und Identifikation mit der gewählten Sportart legen.

Sammeln Sie Informationen zu Ihren Sportprofis, lesen Sie z. B. Interviews oder Biographien. Viele Sportler haben eigene Internetauftritte und geben Tipps zu Trainingsplänen, Ernährung und Lifestyle. Dies kann Ihnen helfen, sich selbst als Sportler zu sehen und von den ganz Großen in Ihrer Disziplin zu lernen. Das Erwerben von Sportequipment, orientiert an den Vorbildern, mit Logo des Vereins oder der Mannschaft; Sporttasche oder Turnbeutel, Trinkflasche, Sportkleidung, Turnschuhe, Handtuch sowie ggf. von Sportgeräten wie Bällen, Schwimmbrille, Tennisschläger, Fahrrad, ist ebenfalls hilfreich zum Aufbau einer Identifikation mit einem Verein oder einer Sportart.

- **Strategie „Rituale"**

Sie sind mittlerweile aktiv im Trainingsalltag angekommen und haben eine feste Sportgemeinschaft? Dann orientieren Sie sich an den erfahrenen Mitsportlern in Ihrem Team oder Verein. Erfragen Sie Trainingsrituale, Hürden, die es zu Beginn der sportlichen Tätigkeit zu überwinden galt, und welche Tipps Ihre Sportkollegen für eine dauerhafte Motivation haben. Fragen Sie in Ihrem Verein nach Mitgliederausweisen oder Sportpässen. Diese dokumentieren Ihre Anwesenheit und Ihre Trainingsfortschritte. Gleichzeitig sorgen Sie für ein starkes Zugehörigkeitsgefühl zur Gruppe. Wenn der Gang zum Sport oder die Fahrt mit dem Fahrrad zur Arbeit zur Gewohnheit geworden ist, haben Sie einen wichtigen Schritt absolviert. Sie müssen dann nicht mehr überlegen, ob Sie etwas tun oder nicht, sondern der Ablauf ist automatisch. Natürlich braucht eine Gewohnheit Zeit, sich zu etablieren. Bis dahin holen Sie sich durch Vereinskollegen, Mitsportler oder andere Motivationshilfen Unterstützung.

> Um sich selbst an das regelmäßige und langfristige Training zu gewöhnen, sind Rituale und Routinen rund um den Sport empfehlenswert.

Gute Möglichkeiten, um möglichen Barrieren zu begegnen, bestehen auch darin, ein Trainingstagebuch oder eine mobile App auf Ihrem Smartphone zu benutzen, ein Fitnessarmband zu tragen oder sich mittels Musik (Lieblingslied) zu unterstützen. Vermerken Sie beispielsweise in einem Trainingstagebuch Ihre Trainingszeiten und Termine. Es ermöglicht Ihnen, Trainingszeiten, Fortschritte und besondere Ereignisse zu protokollieren. So haben Sie den Verlauf Ihrer Trainingseinheiten im Überblick. Apps für das Smartphone können ebenfalls der Dokumentation Ihrer Trainingsparameter dienen. Außerdem ermöglichen internetfähige Programme das Posten von Trainingserfolgen in sozialen Netzwerken. So können Sie auch Freunden und Bekannten Ihren Trainingsfortschritt zeigen. Apps haben ebenfalls im Blick, wann und wie oft Sie trainieren – ggf. werden Sie an eine noch ausstehende Einheit erinnert. Fitnessarmbänder helfen Ihnen, Ihre physiologischen Parameter wie Puls und Blutdruck auch während des Trainings im Blick zu behalten. Ferner werden häufig Schrittanzahl und Treppensteigen vermerkt. Fitnessarmbänder helfen Ihnen, so die tägliche Aktivität im Blick zu behalten.

Erstellen Sie sich eine Playlist mit Ihren Lieblingsliedern für das Training, die Sie motiviert und antreibt. Auch Entspannungsmusik für den Abschluss des Trainings kann hilfreich sein, ebenso Musik als „Starthilfe" vor dem Training und zur mentalen Vorbereitung.

Zusammenfassung

In diesem Kapitel haben Sie geeignete Strategien kennen gelernt, mit denen Sie Ihr Vorhaben trotz Widrigkeiten umsetzen können. Um Barrieren zu überwinden, kann man die Selbstwirksamkeit steigern oder die Handlungskontrolle verbessern. Aus beiden Bereichen können Sie die für sich geeigneten Motivationshilfen auswählen und ausprobieren. Dazu wurden Ihnen verschiedene Übungen vorgeschlagen und Arbeitsblätter bereitgestellt, die Ihnen dabei helfen, sich Ihrem individuellen Ziel anzunähern und „am Ball zu bleiben", bis Sie sich an die regelmäßige Bewegung gewöhnt haben. Halten Sie jetzt einen Moment inne und überlegen Sie: Welche Strategie probiere ich aus? Wann kann ich Sie einbinden? Wann soll sie mir bei welchen Problemen helfen? Wir wünschen Ihnen viel Spaß beim Probieren!

Literatur

Bandura, A. (2004). Health promotion by social cognitive means. Health Education & Behavior, 31 (2), 143–164.
Festinger, L. (2012). Theorie der Kognitiven Dissonanz. Bern: Huber.
Kuhl, J. (1987). Motivation und Handlungskontrolle. Ohne guten Willen geht es nicht. In H. Heckhausen; P. M. Gollwitzer & F. E. Weinert (Eds.), Jenseits des Rubikon. Berlin: Springer.
Lippke, S. & Renneberg, B. (2006). Theorien und Modelle des Gesundheitsverhaltens. In B. Renneberg & P. Hammelstein (Eds.), Gesundheitspsychologie. Heidelberg: Springer.
Lippke, S. & Vögele, C. (2006). Sport und körperliche Aktivität. In B. Renneberg & P. Hammelstein (Eds.), Gesundheitspsychologie. Heidelberg: Springer.
Markowitsch, H. J. (2002). Dem Gedächtnis auf der Spur. Vom Erinnern und Vergessen. Darmstadt: Primus.
Miller, G. A., Galanter, E. & Pribram, K. H. (1960). Plans and the structure of behavior. Oxford, England: Holt.
Potreck-Rose, F. (2014). Von der Freude den Selbstwert zu steigern. Stuttgart: Klett-Cotta.

Erfolg sichtbar machen

Tarek Al-Dalati, Frank Hänsel

13.1 Einleitung: Motivation „vorziehen" – 88

13.2 Erfolg visualisieren … aber welchen? – 88

13.3 Erfolg visualisieren … aber wie? – 88
13.3.1 Der Trainingsplan – 88
13.3.2 Die elektronische Überprüfung – 89
13.3.3 Belohnungsplan – 89

13.4 Aus der Erfahrung lernen – 90
13.4.1 Gelassenheit lernen – 90
13.4.2 Die Rückmeldeschleife – 90

13.5 Erfolg visualisieren … was muss man besonders bei psychischen Symptomen beachten? – 91
13.5.1 Besonderheiten bei Antriebsstörungen und gedrückter Stimmung – 91
13.5.2 Besonderheiten bei Ängsten – 91

Literatur – 92

© Springer-Verlag GmbH Deutschland 2017
V. Oertel, S. Matura (Hrsg.), *Bewegung und Sport gegen Burnout, Depressionen und Ängste*,
DOI 10.1007/978-3-662-53938-5_13

Failure is not always a mistake, it may simply be the best one can do under the circumstances. The real mistake is to stop trying.
B.F. Skinner

Lernziele
- Machen Sie Ihren Erfolg durch verschiedene Strategien sichtbar.
- Verwenden Sie diese Strategien, um „dranzubleiben".

13.1 Einleitung: Motivation „vorziehen"

In den letzten Kapiteln ging es darum, Ihre persönlichen Bewegungsziele in die Tat umzusetzen und gegen den „inneren Schweinehund" zu verteidigen. Dieses Kapitel setzt nun an, unmittelbar bevor Sie die ersten Anstrengungen unternehmen. Die zahlreichen positiven Effekte, die sich durch sportliche Aktivitäten einstellen, ergeben sich häufig, nachdem man über einen längeren Zeitraum regelmäßig aktiv war. Die unmittelbar spürbare Anstrengung und die Hürden hingegen sind meist von Beginn an zu spüren. Dieses Verhältnis aus kurzfristig spürbaren und angenehmen erst später spürbaren Folgen ist hinderlich für das Ausbilden neuer Gewohnheiten.

Denken Sie zur Veranschaulichung an das Beispiel Joggen. Beginnen Sie nach einer längeren Pause körperlicher Betätigung mit dem Joggen, sind Sie in der Anfangsphase ggf. noch nicht sehr fit. Unmittelbar spürbar sind Kosten für neue Schuhe, der Stress durch einen weiteren Termin im Tagesplan und die Anstrengung nach einigen Minuten des Laufens. Das nachhaltig gehobene Wohlbefinden, der Gewichtsverlust, die Senkung des Blutdrucks und die verbesserte Kondition und Ausdauer treten hingegen erst Tage bis Wochen später ein. Wenn Sie stattdessen nicht joggen gehen, wird der Verlust dieser positiven Aspekte nicht unmittelbar sichtbar. Eine weitere Schwierigkeit ergibt sich dadurch, dass die angenehmen langfristigen Folgen oft von noch anderen Verhaltensweisen beeinflusst werden. Ist eines Ihrer Ziele beispielsweise der Gewichtsverlust, kann er durch unausgewogenes Essverhalten negativ beeinflusst werden, obwohl Sie aktiv waren. Das kann demotivieren. Gleichzeitig ist es so, dass es günstig wäre, das Bewegungsverhalten dennoch beizubehalten.

Es stellt sich also die Frage, wie man den motivierenden Charakter von in der Ferne liegenden Zielen „vorziehen" kann.

13.2 Erfolg visualisieren ... aber welchen?

Einen günstigen Anfang stellt die geschickte Auswahl der Ziele dar. Man kann etwa emotionale Ziele (z. B. sich gut fühlen, Wohlbefinden steigern, ausgeglichener sein), physiologisch messbare Leistungsziele (z. B. Ruhepuls senken, Blutdruck senken, Gewicht reduzieren, Muskelumfang erhöhen) und Verhaltensziele (z. B. Laufen/Schwimmen gehen, im Fitnessstudio trainieren) unterscheiden. Eine Voraussetzung, um all diese Ziele zu erreichen, ist es, sich mehr zu bewegen (Verhaltensänderung), daher sollten Sie auch die Veränderung des Verhaltens in Teilziele unterteilen und sich jeweils dafür belohnen.

Wenn Sie sich erlauben, 20 min Power-Walking (Verhalten) als Erfolg zu belohnen, werden Sie es wahrscheinlicher wieder ausführen. Wenn Sie sich – zusätzlich zu diesem Verhaltensziel – auch noch hinsichtlich der zurückgelegten Strecke (Leistungsziel) und des sich anschließenden Wohlgefühls (emotionales Ziel) verbessern müssen, um einen Erfolg verzeichnen zu können, wird es schwieriger und belohnt nicht mehr das, worauf es letztlich ankommt: die Bewegung.

Ein häufiges Problem besteht darin, dass man die Menge an Bewegung anfangs zu groß wählt. Gehen Sie optimistisch-realistisch vor. Das kann bedeuten, dass die ersten Bewegungseinheiten aus 10-15 min bestehen. Vielleicht können Sie mit einer Probephase beginnen oder auf einen Ratschlag von anderen zurückgreifen, die kürzlich mit ihrem Bewegungsvorhaben begonnen haben. Sie können dazu auch ▶ Kap. 10, „Ziele setzen", zu Rate ziehen.

13.3 Erfolg visualisieren ... aber wie?

13.3.1 Der Trainingsplan

Sie haben eine Idee, welche konkreten Verhaltensweisen Sie ausführen möchten, und diese auch bereits geplant. Es gibt einige Möglichkeiten, Ihre Fortschritte attraktiv aufzubereiten (Krämer und Göhner

2016). Der erste Schritt besteht darin, den erstellten Trainingsplan im Nachhinein zu bewerten – beispielsweise zunächst für eine Woche.

Haken Sie die erfolgreich bewältigten Einheiten ab, oder markieren Sie sie in einer bestimmten Farbe. Sie können auch ein Balkendiagramm erstellen, mit einem Balken pro Wochentag. Der Balken wird dann höher, je länger Sie sich bewegen wollen. Daneben könnte ein Balken stehen, der so lang ist wie die einzelnen Balken zusammen, so steht er für den Wochenfortschritt. Die erfolgreich erledigten Aktivitäten färben Sie dann bunt ein und natürlich auch den Wochenbalken entsprechend.

Sie können den Plan auch ganz anders gestalten. Sie können z. B. das Arbeitsblatt „Mein Sporttagebuch" (vgl. auch ▶ Kap. 9) nutzen und Ihre geplanten Aktivitäten dort eintragen und dann ein Häkchen machen und nur noch die Intensität eintragen, wenn Sie sie tatsächlich absolviert haben. Das Arbeitsblatt und viele weitere Materialien stehen für Sie unter extras.springer.com unter Eingabe der ISBN 978-3-662-53937-8 zum Download bereit.

Diese Strategie können Sie auch mit der Strategie kombinieren, sich selbst zu belohnen oder von anderen gelobt zu werden.

Sie werden bemerken, wie sich ein positives Gefühl einstellt, sobald Sie den Plan zur Hand nehmen und sich den Erfolg „bunt auf weiss" vor Augen führen. Angenehme Gefühle zeigen uns, dass wir uns einem persönlichen Ziel nähern. Sie würden es sich gerade zu Beginn unnötig schwer machen, wenn Sie Tage oder Wochen aktiv gewesen sein müssen, um sich dieses Gefühl zu erlauben; das heißt dann, dass Sie Ihre Teilziele zu groß gewählt haben.

13.3.2 Die elektronische Überprüfung

Es gibt eine Vielzahl von Smartphone-Apps und tragbaren „Fitnesswächtern" wie Uhren, Armbänder oder Schrittzähler für die Schuhe (s. Kap. 9). Vor allem den Einstieg für das neue Bewegungsverhalten können diese kleinen digitalen Trainer erleichtern. Sie erinnern ans Trinken und die Joggingeinheit nach der Arbeit, sammeln und speichern Daten über einen längeren Zeitraum und bereiten diese unterschiedlich auf. Der spielerische Umgang mit den Gadgets kann Spaß machen und bringt gute Stimmung, die die Bewegung erleichtert. Manche senden Daten an ein soziales Netzwerk. Das ermöglicht es, gegen Kollegen oder Freunde anzutreten oder mit anderen gemeinsam als Team ein Bewegungsziel zu erreichen.

Ein solcher Fitnesstracker kann mitunter aber auch demotivieren. Machen Sie sich Ihre eigenen Gedanken dazu, ob diese Unterstützung etwas für Sie sein könnte und wenn ja, was genau der elektronische Helfer für Sie tun soll. Einige Aspekte sind dabei wichtig. Gerade zu Beginn Ihres Bewegungsvorhabens ist es wichtig, jede Art von Anstrengung unmittelbar zu belohnen. Stellen sie sich vor, Sie raffen sich zum dritten oder vierten Mal zum Joggen auf, nach 20 min Anstrengung und beim Auslaufen denken Sie „Endlich geschafft!". Als nächstes erklärt Ihnen Ihr neugewonnener Trainingshelfer am Handgelenk, dass Sie langsamer waren als die Male zuvor und 80 kcal weniger verbrannt haben. Menschen gehen unterschiedlich mit solchen Informationen um. Einige werden traurig und resignieren, andere wiederum fühlen sich dadurch angestachelt und legen noch eine Extrarunde ein. Um also das richtige Gerät auswählen zu können, ist es notwendig, dass Sie sich eine genaue Vorstellung davon machen, welcher Art die Rückmeldung sein wird und wie Sie auf solche Informationen reagieren (Wilde et al. 2015).

13.3.3 Belohnungsplan

Ein erster Schritt zur Visualisierung von Erfolgen und Fortschritten ist also getan. Nach dem konkreten Trainingsplan sollten Sie einen ebenso konkreten Belohnungsplan erstellen (Krämer und Göhner 2016). Diesen können Sie ganz einfach in den Trainingsplan integrieren oder separat erstellen. So können Sie Spaß und Stolz bis zur Erreichung der langfristigen Ziele vorziehen. Das können Dinge sein, die sie schon mehr oder weniger regelmäßig tun, aber auch ganz neue Dinge. Beginnen Sie damit, eine Liste von Unternehmungen und angenehmen Erfahrungen zu erstellen, die Ihnen aktuell oder früher viel Freude bereitet haben. Weiter unten finden Sie dafür Beispiele. Sie werden bemerken, dass es keine außergewöhnlichen oder seltenen Dinge sein müssen. Wichtig ist, dass Sie sie an die Ausführung der Bewegungspläne koppeln („Wenn ich es schaffe, mich gezielt 20 min zu bewegen, dann darf ich mich danach zum Kino verabreden"). Bedenken Sie dabei bitte, dass Bewegung vermutlich nicht Ihr einziges Vorhaben in der Woche ist. Ein Mindestmaß an ausgleichenden Aktivitäten zum Haushalt, zur Arbeit und den zahlreichen anderen Pflichten gehört zu jeder Woche dazu, auch wenn es mit der Bewegung mal nicht so gelingt.

Das Arbeitsblatt „Mein Belohungsplan" im Download-Bereich (Link s. ▶ Abschn. 13.3.1) kann Sie dabei unterstützen, einen solchen Plan für sich zu erarbeiten.

Machen Sie sich die Mühe, die Belohnungen vorher festzulegen. Wenn Ihnen klar ist, worauf Sie sich freuen können, dann können Sie dies auch während der Anstrengung nutzen. Stellen Sie sich vor, Sie kämpfen 5 min vor dem Ende Ihres Lauftrainings mit dem Gedanken, aufzugeben. Machen Sie sich klar, was da gerade passiert: Der „innere Schweinehund" meldet sich und verteidigt seine Gemütlichkeit. Gleichzeitig wissen Sie, welche angenehme Belohnung damit in die Ferne rückt. Setzen Sie dem etwas entgegen und stellen Sie sich lebhaft vor, wie es sein wird, ein Bad zu nehmen oder sich das neue Kleidungsstück zu kaufen. Genau das kann Sie bestärken und motivieren, doch noch durchzuhalten und das Training erfolgreich abzuschließen (s. dazu auch ▶ Kap. 12, „Barrieren überwinden").

> **Für die folgende Woche können Sie das Maß an Bewegung steigern. So nähern Sie sich Woche für Woche der Menge an Sport an, die Sie letztlich als langfristiges Ziel jede Woche ausführen möchten.**

13.4 Aus der Erfahrung lernen

13.4.1 Gelassenheit lernen

Nun, für den Fall, dass Sie sich wie geplant an das vorgenommene Pensum halten, ist das Prinzip klar. Was aber, wenn es nicht gelingt? Zuallererst entgehen Ihnen die angenehmen Aktivitäten. Das Ausbleiben von Belohnung ist Strafe genug. Tatsächlich haben Sie auch etwas davon, wenn Ihr Plan nicht aufgeht: eine Gelegenheit. Die Gelegenheit, etwas über sich zu lernen und das Bewegungsziel an die eigenen Bedürfnisse anzupassen (Krämer und Göhner 2016).

> **Wenn Sie merken, dass sich Ihr Bewegungsziel nicht umsetzen lässt, geben Sie nicht auf. Jetzt ist es an der Zeit, noch einmal einen Schritt zurückzutreten und das Bewegungsziel zu überdenken und an Ihre eigenen Bedürfnisse und Möglichkeiten anzupassen.**

13.4.2 Die Rückmeldeschleife

Wenn man aus einem Ergebnis, das positiv oder negativ sein kann, lernt und Konsequenzen für das weitere Vorgehen ableitet, nennt sich das Rückmeldeschleife. Schleife deswegen, weil man, nachdem man einen Plan erfolgreich oder weniger erfolgreich befolgt hat, wieder einige Schritte zurückgeht und den Plan anpasst.

Im Schaubild (◘ Abb. 13.1) wird deutlich, dass Sie zu jedem beliebigen Punkt zurückspringen können. Sie können die versäumte oder abgekürzte Einheit noch innerhalb der Woche nachholen, z. B. an einem der folgenden trainingsfreien Tage. Das würde bedeuten, Sie springen zum Punkt „Terminierung" zurück. Machen Sie sich klar, dass Sie zu jedem Zeitpunkt entscheiden können, sich doch zu bewegen – sogar direkt, nachdem Sie sich dagegen entschieden haben. Oder Sie passen die Schwierigkeit des Teilziels an: Ist Ihr langfristiges Ziel, 1 h am Stück laufen zu gehen, und Ihr erstes Teilziel besteht aus 30 min Joggen, mag das zu viel sein. Beginnen Sie stattdessen beim nächsten Mal mit 15 min. Vielleicht entdecken Sie aber auch, dass Laufen ganz und gar nicht Ihrem Geschmack entspricht, dann springen Sie zurück zum Schritt „Zielformulierung" und entscheiden sich für Schwimmen oder Radfahren. Beachten Sie dazu bitte den Abschnitt zu tückischem Vermeidungsverhalten in ▶ Kap. 12, „Barrieren überwinden". Vielleicht können Sie auch noch Ideen aus ▶ Kap. 8, „Motivationshilfen", integrieren und ausprobieren.

Wichtig ist letztlich zu wissen und zu akzeptieren, dass Rückschläge und Hürden zu jedem neuen Vorhaben dazugehören und auftreten werden. Nehmen Sie diese vorweg und nutzen Sie die Chance, aus ihnen zu lernen. Behalten Sie also Ihr Bewegungsziel stur bei und passen Sie den Weg dorthin an, und nutzen Sie dabei Ihre bisherigen Erfahrungen, auch oder gerade wenn diese nicht Ihren Vorstellungen entsprachen.

So könnte Sarahs Feedbackschleife für ihr Vorhaben aussehen:

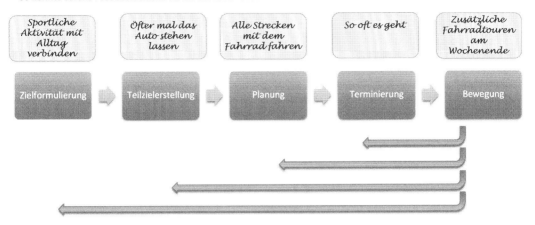

◘ Abb. 13.1 Die Feedbackschleife

13.5 Erfolg visualisieren … was muss man besonders bei psychischen Symptomen beachten?

13.5.1 Besonderheiten bei Antriebsstörungen und gedrückter Stimmung

Depressionen legen einen grauen Schleier über viele Freuden des Alltags. Sie erschweren es sogar, tatsächliche und messbare Erfolge zu erkennen und Freude darüber zu empfinden. So nährt sich die Depression selbst, indem Sie versucht, Heilsames verschwinden zu lassen. Denkbar wäre es etwa, dass die Depression Sie so sehr antreibt und anstachelt, dass Sie sich zu hohe Ziele setzen und es nahezu unmöglich wird, diese zu erreichen. Oder Sie fühlen sich bei kleinen Zielen bereits überfordert. Vielleicht haben Sie auch den Eindruck, sich die angenehmen Aktivitäten nicht verdient zu haben oder gönnen zu dürfen. Depressionen sind wie Extraballast in einem imaginären Rucksack – Joggen mit Bleigewichten. Jeder Erfolg in einer depressiven Phase zählt so gesehen doppelt. Eine kleine Übung dazu: Stellen Sie sich vor, eine Ihnen sehr vertraute Person erzählt Ihnen von ihrem Plan, sich mehr zu bewegen. Sie erzählt auch davon, wie das nicht immer gelingt. Welche Worte hätten Sie für diese Ihnen nahestehende Person? Gönnen Sie sich die gleichen. Notieren Sie jetzt die freundlichen Gedanken, die Sie auch für Freunde bereithalten würden!

13.5.2 Besonderheiten bei Ängsten

Ängste gehen oft mit einem sensiblen Gespür für Gefahren und Risiken einher. Menschen mit sozialen Ängsten sehen die drohende peinliche Situation schon bildlich vor sich und treffen Vorkehrungen, die sicherstellen sollen, dass sie nicht eintritt. Betroffene von Panikattacken scannen die Umgebung und joggen möglicherweise nur in der Nähe von Krankenhäusern und Rettungszentralen. Auch an der sich selbst gestellten Aufgabe zu scheitern könnte eine lauernde Gefahr für das Wohlbefinden und Selbstbild sein, die dann genau das in ▶ Kap. 4, „Psychische Probleme und Bewegungsverhalten" beschriebene Vermeidungsverhalten auslöst. Gerade dann ist es besonders wichtig, sich kleinschrittig Teilziele zu setzen. Diese sollten so gewählt werden, dass es ein Training wird, Ihnen also ein wenig schwer fällt. Gleichzeitig sollten Sie zuversichtlich sein, es auch schaffen zu können. Das ermöglicht es Ihnen, dem Vermeidungsverhalten etwas entgegenzusetzen und sich stetig auf Ihr Ziel zuzubewegen.

Eine kleine Übung dazu: Stellen Sie sich Ihr Bewegungsvorhaben konkret vor. Was würden Sie gerne erreichen? Welche Aspekte machen Ihnen dabei Angst? Unter welchen Bedingungen können Sie es sich bereits vorstellen, und welche Bedingungen würden die Ängste wachsen lassen? Das Arbeitsblatt „Angsthierarchie" im Download-Bereich gibt Ihnen hier Hilfestellung.

Zum Beispiel mag es sein, dass Joggen im Wald wesentlich attraktiver für Sie ist als in der Stadt. Die Angst lässt dies jedoch noch nicht zu. Sie können sich in der Liste durch die einfacheren Situationen nach oben durcharbeiten. Immer wenn Sie einen Schritt erfolgreich gemeistert haben, planen Sie die nächstschwierigere Stufe, bis Sie beim Joggen im Wald angekommen sind.

Zusammenfassung
In diesem Kapitel haben Sie Möglichkeiten kennengelernt, Ihren Fortschritt sichtbar zu machen und sich dafür zu belohnen, bis Sie die größeren, herausfordernden Ziele erreicht haben.

Literatur

Kircher, T. (2012). Kompendium der Psychotherapie: Für Ärzte und Psychologen. Berlin: Springer.

Krämer, L. & Göhner, W. (2016). Handlungsplanung, Barrieren und Barrieremanagement. In J. Bengel, O. Mittag (Eds.), Psychologie in der medizinischen Rehabilitation. Berlin: Springer.

Wilde, N., Hänsel, K., Haddadi, H., & Alomainy, A. (2015). Wearable Computing for Health and Fitness: Exploring the Relationship between Data and Human Behaviour. arXiv preprint arXiv:1509.05238.

Zusammenfassung: Mein persönliches Motivationsmodell

Viola Oertel, Silke Matura

14.1 Einleitung: Aller Anfang ist schwer – der Start – 94

14.2 Zeitmanagement – 94

14.3 Der Trainingsplan – 94

14.4 Selbstverpflichtung – 95

Literatur – 96

14.1 Einleitung: Aller Anfang ist schwer – der Start

Mit am wichtigsten ist – damit Ihre neuen Vorsätze tatsächlich umgesetzt werden –, dass Sie sich den Start erleichtern; den Tag, an dem Sie mit Sport beginnen, die Stunden, bevor Sie Ihre wöchentliche oder tägliche „Sportdosis" erfüllen möchten. Die vorangegangenen Strategien können Sie natürlich alle als Starthilfen nutzen; zusätzlich ist es in manchen Momenten nicht schlecht, sich selbst ein Startsignal zu geben. Dazu gehört, dass Sie am besten Ihre Sporttasche schon gepackt neben die Tür stellen. Machen Sie am besten einen festen Termin und eine feste Uhrzeit aus für Ihr sportliches Vorhaben. Nehmen Sie sich immer die gleichen Wochentage vor, an denen Sie Ihren Sport einbauen. Fahren Sie direkt von der Arbeit weiter zum Sport und gehen Sie nicht erst nach Hause. Günstig ist es, wenn sich dann eine Gewohnheit bildet, so dass Sie gar nicht mehr überlegen müssen, ob Sie nicht doch lieber einen Kaffee mit einer Freundin trinken oder den spannenden Film schauen, da an diesem Tag der Sport zu einer festen Einrichtung geworden ist. Wahrscheinlich müssen Sie auch vor dem Start Ihren Alltags-Zeitplan umstrukturieren.

> Geben Sie sich selbst ein Startsignal. Und das am besten SOFORT!

14.2 Zeitmanagement

Notieren Sie sich, an welchen Tagen und zu welchen Zeiten Sie wöchentlich die Möglichkeit haben, sportlich aktiv zu sein oder Bewegungen in Ihren Alltag einzubauen. Eventuell liegt die Sportstätte auf Ihrem Weg nach Hause, und Sie können direkt nach der Arbeit zum Sport. Nachdem Sie sich für die Sportart und den Rahmen der Sportveranstaltung entschieden haben, notieren Sie sich Ihre fixen Sporttermine in Ihren Terminplaner, Ihren Trainingsplan (s. auch ▶ Kap. 13, „Erfolg sichtbar machen") oder in Ihr Sporttagebuch (s. ▶ Kap. 9, „Mein Bewegungszustand unter der Lupe"). Es ist eine Verabredung mit sich selbst, die genauso wichtig ist wie jeder andere eingetragene Termin in Ihrem Planer.

> Einer der häufigsten Gründe, der einen vom Sport abhält, ist die mangelnde Zeit. Für den Start ist es daher wichtig, dass Sie Ihre Zeit anders planen.

Achten Sie beim Einkaufen bereits auf gesunde Lebensmittel. Süßigkeiten, Fastfood und Softdrinks sollten erst gar nicht den Weg in Ihren Kühlschrank finden. Im Internet finden Sie eine Vielzahl an Einkaufslisten für eine gesunde und ausgewogene Ernährung. Probieren Sie neue Rezepte für leckere und gesunde Gerichte und Getränke. Laden Sie Familie und Freunde zum gemeinsamen Kochen und Essen ein.

14.3 Der Trainingsplan

Sie haben also eine Idee, welche konkreten Verhaltensweisen Sie ausführen möchten? Es gibt einige Möglichkeiten diese attraktiv aufzubereiten, um jeden Fortschritt sichtbar zu machen (Krämer und Göhner 2016). Der erste Schritt besteht darin, einen Trainingsplan z. B. für eine Woche mit Übungen, Terminen und Zeiten zu erstellen, wie beispielsweise in ◘ Abb. 14.1 gezeigt. Hängen Sie diesen an einem markanten Punkt in der Wohnung (z. B. Kühlschrank, Wohnungstür etc.) auf.

Legen Sie fest, an wie vielen Tagen Sie ein bestimmtes Bewegungspensum absolvieren wollen. Sie können die Bewegungsziele als „Sportziele" zum Abhaken und Abzählen der Trainingseinheiten auch in den Kalender einpflegen, in dem Sie andere wichtige Termine vermerken. Oder besorgen Sie sich einen Tischkalender, in den Sie Trainingszeiten eintragen, oder programmieren Sie eine Erinnerung oder einen Termin in Ihren elektronischen Kalender. Setzen Sie sich Teilziele und belohnen Sie sich beim Erreichen dafür. Bleiben Sie allerdings geduldig und setzen sich realistische und persönliche Teilziele. Für einen detaillierten Trainingsplan nutzen Sie das Arbeitsblatt „Mein Trainingsplan", das Ihnen neben vielen anderen hilfreichen Materialien unter extras.springer.com unter Eingabe der ISBN 978-3-662-53937-8 zum Download zur Verfügung steht.

Gestalten Sie die einzelnen Sporttermine so, dass Sie diese markieren, ausmalen oder abhaken können.

Abb. 14.1 Trainingsplan: 1. Schritt

Trainingsplan				
Montag	**Dienstag**	**Mittwoch**	**Donnerstag**	**Freitag**
10 Uhr Joggen		Frei ☺	11 Uhr Yoga	
	14 Uhr Tennis			Fitness

Dies sollte deutlich sichtbar sein, ggf. in Ihrer Lieblingsfarbe, vielleicht in Knallrot oder in der Farbe Ihrer Laufschuhe. Sie können den Plan auch ganz anders gestalten. Wichtig ist, dass Sie zu Beginn ein konkretes Verhalten planen und sich nicht zuviel auf einmal vorzunehmen.

Aber es ist auch wichtig, sich bewusst zu machen, dass man nicht 2 h lang Sport treiben muss; manchmal reichen auch schon 15–20 min, um sich erholt und fit zu fühlen. Außerdem können Sie in Sektion III des Ratgebers schauen: Hier finden Sie Tipps und Vorschläge für Alltagsbewegungen und für Bewegungen zwischendurch, aber auch konkrete Vorschläge für sportliche Aktivitäten. Denken Sie an die „Doppelstrategie" und planen Sie sowohl mehr Alltagsbewegungen als auch sportliche Aktivitäten ein. Für den Start haben wir Ihnen noch eine Übung vorbereitet, die „Weckglasübung", die Ihnen im Download-Bereich zur Verfügung steht.

14.4 Selbstverpflichtung

Gehen Sie einen Vertrag mit sich selbst und Ihrem Bewegungsziel ein und nutzen Sie dafür das Arbeitsblatt „Mein Bewegungsvertrag" aus dem Download-Bereich: Mit dem Ausfüllen des Vertrags verpflichten Sie sich, Ihren Plan auszuführen.

Im ▶ Kap. 9, „**Mein Bewegungszustand unter der Lupe**", wird die Notwendigkeit erläutert, das Bewegungsverhalten zu beobachten, um daraus Motivation und darauf aufbauend einen Aktivitätsplan zu entwickeln. Es werden verschiedene Möglichkeiten vorgestellt, die körperliche Aktivität zu erfassen. Dazu gehören Fragebogen, Bewegungs- oder Sporttagebücher, Schrittzähler, Smartphone-Apps oder Akzelerometer. Welche Messmethode haben Sie für sich gewählt?

❓ **Tragen Sie hier ein: Meine bevorzugte Messmethode für mein Bewegungsverhalten:**

_____

Als nächstes setzen Sie sich **Ziele** (▶ Kap. 10). In diesem Kapitel haben Sie einen 3-Stufen-Plan erstellt: Bilanz ziehen – Ziele SMART formulieren – Einstellung überprüfen. Sie können nun Ihr Ziel effizient planen und im nächsten Schritt versuchen, mittels weiterer Strategien „dranzubleiben".

❓ **Tragen Sie hier ein: Mein 3-Stufen-Plan zur Zielklärung:**

Bilanz ziehen: _____

SMART: _____

Einstellung überprüfen: _____

Nun sind Sie schon bei einem wichtigen Schritt angelangt: Sie haben ein Motivationsmodell erstellt und sich Ziele gesetzt. Super! Nun sollten Sie sich darauf vorbereiten, dass manche Wege auch schwierig werden können, es könnten Stolpersteine, sogenannte Barrieren, Ihren Weg kreuzen. Ihre Aufgabe ist es, diese **Barrieren zu erkennen** (▶ Kap. 11): ein wichtiger Schritt, um dann mit Hilfe weiterer Strategien die Barrieren zu überwinden. Sie haben sich beim Lesen des Kapitels mit drei möglichen Arten von Barrieren auseinandergesetzt: negative Konsequenzerwartungen, situative Barrieren sowie psychische Barrieren. Bitte fassen Sie nun noch einmal die für Sie wichtigsten und hinderlichsten Barrieren zusammen.

? **Tragen Sie hier ein: Meine Barrieren**

Negative Konsequenzerwartungen: _____

Situative Barrieren: _____

Psychische Barrieren: _____

Das Lesen des darauf folgenden Kapitels **„Barrieren überwinden"** (▶ Kap. 12) war wichtig, damit Sie geeignete Strategien kennenlernen, um Motivation TROTZ Barrieren aufrecht zu erhalten. Wir wollen Sie ja nicht entmutigen. Die Strategien haben wir in drei Kategorien unterteilt: Steigerung der Selbstwirksamkeit, Steigerung der Handlungskontrolle sowie äußere Strategien. Bitte überlegen Sie an dieser Stelle noch einmal, welche Strategien Sie als hilfreich empfinden und welche Sie gleich nach dem Weglegen dieses Buchs ausprobieren.

? **Tragen Sie hier ein: Meine Motivationshilfen**

Steigerung der Selbstwirksamkeit: _____

Steigerung der Handlungskontrolle: _____

Äußere Strategien: _____

Ganz wichtig ist natürlich auch, **Ihren Erfolg sichtbar zu machen** (▶ Kap. 13). Halten Sie jetzt einen Moment inne und überlegen Sie: Wie bleibe ich dran? Wie kann ich meine Fortschritte sichtbar machen und mich dafür belohnen, dass ich ein Teilziel oder mein größeres Ziel erreicht habe? Welche Strategien habe ich als nützlich empfunden?

? **Tragen Sie hier ein: Meine Strategien zur Sichtbarkeit meines Erfolgs**

_____

_____

Sie sind nun am Ende des Abschnitts **„Mein persönliches Motivationsmodell"** angekommen. Wir hoffen, dass Sie einige Strategien und Möglichkeiten sehen, um dauerhaft bei Ihrem sportlichen Vorhaben zu bleiben! Wir wünschen Ihnen viel Spaß beim Probieren. Vielleicht finden Sie die Übungen und Strategien hilfreich, haben aber noch Probleme mit der konkreten Umsetzung? Dann laden wir Sie an dieser Stelle herzlich ein, die Sektion III, „Praktische Umsetzung" dieses Ratgebers zu studieren.

» **Ein Merksatz am Schluss: Zur Steigerung und Beibehaltung der Motivation ist folgende Strategie empfehlenswert:**
– Seien Sie ehrlich zu sich selbst und beobachten Sie sich: Was ist die Basis, auf der ich aufbaue?
– Setzen Sie sich ein Ziel und wählen es sorgfältig aus!
– Machen Sie sich einen Trainingsplan und visualisieren Sie Ihre Ziele. Machen Sie sich Ihre Barrieren bewusst. Setzen Sie Ihren Barrieren Grenzen. Belohnen Sie sich, binden Sie Freunde oder Bekannte ein. Dokumentieren Sie Ihren Erfolg und kommunizieren Sie diesen nach außen. Nicht vergessen: Belohnen Sie sich!

Zusammenfassung

In diesem Kapitel haben Sie Ihr Vorhaben konkretisiert. Sie haben einen Plan erstellt. Nehmen Sie hierfür auch Sektion III des Ratgebers zur Hand. Wenn Sie auf Ihrem Weg Hilfe brauchen, lesen Sie bitte ▶ Kap. 11–13, „Barrieren erkennen", „Barrieren überwinden" und „Erfolg sichtbar machen".

Literatur

Krämer, L. & Göhner, W. (2016). Handlungsplanung, Barrieren und Barrierenmanagement. In J. Bengel & O. Mittag (Eds.) Psychologie in der medizinischen Rehabilitation (S. 115–124). Berlin: Springer.

Die praktische Umsetzung

Kapitel 15 Bewegungsformen: Empfehlungen – 99
Eszter Füzéki, Winfried Banzer

Kapitel 16 Sportliche Aktivität: Mein Sporttyp – 105
Miriam Bieber, Andreas Bernardi, Josef Wiemeyer

Kapitel 17 Sportliche Aktivität: Auswahl passender Sportarten – 111
Miriam Bieber, Daniela Schmidt, Josef Wiemeyer

Kapitel 18 Bewegungen für zwischendurch: 15-Minuten-Tipps – 119
Pia Mehler, Claudia Schmied

Kapitel 19 Das passende Sportangebot bei psychischen Problemen – 127
Miriam Bieber

Kapitel 20 Zusammenfassung: Die praktische Umsetzung – 133
Silke Matura, Viola Oertel

Bewegungsformen: Empfehlungen

Eszter Füzéki, Winfried Banzer

15.1 Einleitung: Bewegung früher und heute – 100

15.2 Gesundheitseffekte von Bewegung – 100

15.3 Bewegungsformen – 101
15.3.1 Was ist ausdauerorientierte Bewegung? – 101
15.3.2 Wie lässt sich die Muskulatur stärken? – 101
15.3.3 Was ist moderate bzw. hohe Intensität? – 101

15.4 Wie kann ich im Alltag Bewegung einbauen? – 102
15.4.1 Gehen – 102
15.4.2 Interval Walking Training – 102
15.4.3 Treppensteigen – 102
15.4.4 Unterbrechen von Sitzen – 102

15.5 Aktuelle Empfehlungen – 103

Literatur – 103

© Springer-Verlag GmbH Deutschland 2017
V. Oertel, S. Matura (Hrsg.), *Bewegung und Sport gegen Burnout, Depressionen und Ängste*,
DOI 10.1007/978-3-662-53938-5_15

Lernziele
- Lernen Sie verschiedene Bewegungsformen kennen.
- Erfahren Sie von aktuellen Bewegungsempfehlungen.

15.1 Einleitung: Bewegung früher und heute

Schon in der klassischen Antike wusste man von der Bedeutung der Bewegung für die Gesundheit. Hippokrates (460–377 v. Chr.) mahnte neben Mäßigung in der Ernährung auch regelmäßige Bewegung an. Während der Renaissance haben italienische Ärzte Bewegung für die kindliche Entwicklung propagiert, und in Spanien wurde Bewegung für Ältere und Kranke „verschrieben" (Pate 2012). Die moderne wissenschaftliche Auseinandersetzung mit den Effekten von Bewegung auf die Gesundheit geht bis zum Anfang des 20. Jahrhunderts zurück.

> Der Mensch ist auf Bewegung angelegt: sie ist die natürliche Grundlage seiner körperlichen und psychischen Gesundheit und seines Wohlbefindens.

Wir sind zum Laufen geboren: Unsere Jäger- und Sammler-Vorfahren haben viele Kilometer täglich zu Fuß zurückgelegt. Zudem gehörten Heben, Tragen und Klettern zu ihrem Alltag. Mit dem Sesshaftwerden änderten sich etwas die Bewegungsformen, das Überleben war jedoch nach wie vor nur durch erhebliche Muskelarbeit möglich. Eine spürbare Veränderung hierbei zeichnete sich erst durch die industrielle Revolution und die technologischen Entwicklungen des 19. und 20. Jahrhunderts ab. Heute arbeiten immer mehr Menschen in Berufen, die wenige körperliche Anforderungen stellen.

> Insgesamt lässt sich sagen, dass wir es uns „bequem" eingerichtet haben. Bewegung und körperliche Aktivität verschwinden zunehmend aus unserem Alltag.

Wir legen die kürzesten Strecken mit dem Auto zurück, warten lieber auf den Fahrstuhl, statt Treppen zu steigen, erledigen unsere Bankgeschäfte per Mausklick, statt zur Bank zu gehen. Tagsüber sitzen wir im Büro, abends vor dem Fernseher.

15.2 Gesundheitseffekte von Bewegung

Regelmäßige Bewegung verbessert die Koordinationsfähigkeit, Beweglichkeit und Kraft und wirkt dem Abbau der Organe und des Halte- und Bewegungsapparates entgegen. Bewegung ist sehr wirksam, sowohl in der Prävention als auch bei der Therapie von chronischen Erkrankungen. Sie senkt das Risiko, kardiovaskuläre Erkrankungen und Diabetes zu entwickeln, trägt zur Erhaltung der Knochenmasse bei und fördert die Selbständigkeit im Alter. Auch das Risiko bestimmter Krebserkrankungen lässt sich durch regelmäßige Bewegung senken. Bewegung kann zudem einer Gewichtszunahme entgegenwirken. Es ist ganz wichtig zu betonen, dass sich die vielfältigen gesundheitlichen Vorteile von Bewegung auch ohne Gewichtsverlust nachweisen lassen (Ross und Bradshaw 2009).

Regelmäßige Bewegung verringert das Risiko, folgende Erkrankungen zu entwickeln (z. B. Bouchard et al. 2012; Hänsel 2007):
- Kardiovaskuläre Erkrankung/koronare Herzkrankheit (KHK)
- Schlaganfall
- Bluthochdruck
- Metabolisches Syndrom
- Diabetes mellitus Typ 2
- Bestimmte Krebsarten (Brust-, Prostata- und Darmkrebs)
- Depression und Angsterkrankungen

Regelmäßige Bewegung verbessert die
- Fähigkeit, die Aktivitäten des täglichen Lebens zu verrichten
- Leistungsfähigkeit des Herz-Kreislauf-Systems
- Muskelkraft
- Knochenfestigkeit

◘ Abb. 15.1 fasst die positiven Auswirkungen von Bewegung Bewegung auf die physische und psychische Gesundheit nochmals zusammen.

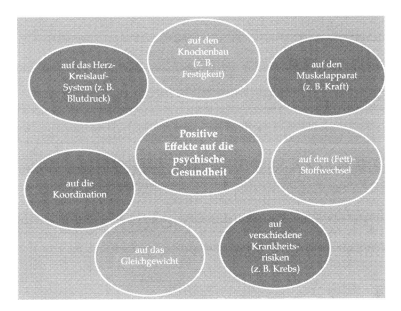

Abb. 15.1 Gesundheitsfördernde Effekte von Bewegung

15.3 Bewegungsformen

15.3.1 Was ist ausdauerorientierte Bewegung?

Folgende Bewegungsformen stärken in erster Linie die Leistungsfähigkeit des Herz-Kreislauf-Systems und damit die Ausdauer:
- Gehen, Walking, Nordic Walking, Wandern, Joggen, Laufen,
- Radfahren,
- Schwimmen,
- Skilanglauf,
- Rudern,
- Training an Stepper- und Crosstrainergeräten.

15.3.2 Wie lässt sich die Muskulatur stärken?

Die Skelettmuskulatur lässt sich nicht nur an Krafttrainingsgeräten oder mit Hanteln trainieren, sondern auch mit Therabändern und unter Einsatz des eigenen Körpergewichts. Liegestütze, Unterarmstütze, Seitstütze, Klimmzüge, Kniebeugen, Seitaufrichten, Beckenlift, Ausfallschritte sind Beispiele hierfür. Auch anstrengende Gartenarbeit und das Tragen von Lasten (z. B. Wasserkasten) stärken die Muskulatur.

15.3.3 Was ist moderate bzw. hohe Intensität?

Die Intensität einer Bewegung beschreibt den Anstrengungsgrad, der bei der Ausführung der Aktivität erforderlich ist. Bei moderater Intensität steigen der Puls und die Atemfrequenz leicht an und man gerät etwas in Schwitzen. Bei dieser Intensität ist eine Unterhaltung noch möglich, Singen aber nicht mehr. Bei hoher Intensität sind Puls und Atemfrequenz spürbar höher als in Ruhe, man schwitzt stärker und kann keine Unterhaltung mehr führen.

15.4 Wie kann ich im Alltag Bewegung einbauen?

Wie erwähnt haben nicht nur sportliche, sondern auch Alltagsaktivitäten ein hohes Potenzial, die Gesundheit zu stärken. Man kann das tägliche Bewegungsverhalten ermitteln und kontrollieren: Dafür bieten sich die aktuell sehr populären Fitnesstracker an. Ob simpler Schrittzähler, spezielle Uhren, Armbänder oder eine App fürs Handy – der tägliche Bewegungsumfang kann so aufgezeichnet und nachvollzogen werden. Es wird ein Überblick über das Ausmaß der Bewegung gegeben, und manche Geräte erinnern nach einer längeren Phase der Inaktivität daran, sich wieder einmal zu bewegen. Das kann gerade Personen, die bisher wenig Überblick und Struktur in ihrem Bewegungsverhalten haben, helfen, den Alltag aktiver zu gestalten.

15.4.1 Gehen

> Schon Hippokrates stellte fest: Gehen ist des Menschen beste Medizin!

Diese Aussage wird mittlerweile durch unzählige wissenschaftliche Studien nachgewiesen. Mit wenigen Ausnahmen ist Gehen für fast jeden geeignet. Gehen ist risikoarm und ohne großen Aufwand auszuführen, erfordert weder Ausrüstung noch besondere Fähigkeiten und lässt sich leicht in den Alltag integrieren.

Beim Gehen mit „normaler" Geschwindigkeit verbraucht man ca. 3-mal so viel Energie wie in Ruhe. Durch die Steigerung des Tempos lässt sich der Energieverbrauch weiter erhöhen. Gehen stärkt das Herz-Kreislauf-System und verbessert den Stoffwechsel. Wenn man die unten stehenden Bewegungsempfehlungen in Schritte „übersetzen" möchte, käme man auf ca. 3000 zusätzliche Schritte pro Tag, die man absolvieren sollte. Die Nutzung von Schrittzählern kann bei der Erhöhung des täglichen Gehpensums hilfreich sein.

15.4.2 Interval Walking Training

Diese Trainingsform wurde von japanischen Forschern entwickelt. Die Grundidee ist, abwechselnd zügiger bzw. langsamer zu gehen. Einige Untersuchungen zeigen, dass 5 Zyklen von 3 min zügigem Gehen, jeweils gefolgt von 3 min langsamem Gehen, an 4–5 Tagen der Woche noch deutlichere Gesundheitseffekte hervorrufen als Gehen mit moderatem Tempo (z. B. Nemoto et al. 2007).

15.4.3 Treppensteigen

Der erste wissenschaftliche Nachweis zu den gesundheitlichen Effekten von Treppensteigen kommt aus London. Professor Morris hat in einer Studie Busfahrer und Schaffner der berühmten Doppeldecker untersucht. Er wollte der Frage nachgehen, welche der beiden Berufsgruppen stärker gefährdet ist, einen Herzinfarkt zu erleiden bzw. daran zu sterben. Es zeigte sich, dass die Schaffner, die täglich 400–600 Stufen stiegen, ein deutlich niedrigeres Risiko aufwiesen als Fahrer, die den ganzen Tag am Steuer saßen (Morris et al. 1953). Man muss allerdings nicht unbedingt jeden Tag so viele Treppen steigen, um einen gesundheitlichen Nutzen zu erzielen. In einer Studie aus der Schweiz zeigte sich, dass Senioren, die 3-mal in der Woche ca. 20 min Treppen stiegen, ihre Ausdauerleistungsfähigkeit und dynamische Balance verbesserten (Donath et al. 2014). Treppensteigen kann zudem auch die Knochengesundheit günstig beeinflussen (Bartl 2010).

15.4.4 Unterbrechen von Sitzen

Die neuere Forschung legt nahe, dass langes, ununterbrochenes Sitzen ein Gesundheitsrisiko darstellt. Dementsprechend ist neben regelmäßiger körperlicher Aktivität auch das Einschränken langen Sitzens ratsam. Immer wenn die Möglichkeit besteht, sollte Sitzen unterbrochen werden. So kann man sich beispielsweise angewöhnen, während Werbepausen im Fernsehen aufzustehen und ein paar Schritte zu gehen oder langes Arbeiten vor dem Rechner regelmäßig zu unterbrechen. Auch wenn Sie am Arbeitsplatz telefonieren, können Sie mit einem schnurlosen Telefon währenddessen aufstehen und langsam auf- und abgehen.

> Das Ziel ist, kleine Veränderungen im Alltag langfristig zu etablieren und so dauerhaft für mehr Bewegung zu sorgen.

Eine Umstellung von liebgewonnenen Gewohnheiten, die sehr bequem sind, ist meist schwer und benötigt eine gewisse Zeit und auch Motivation und Ausdauer. Sie sollten sich daher überlegen, welche der genannten Bewegungsmöglichkeiten im Alltag für Sie persönlich am effektivsten und am besten umzusetzen sind sowie welche Varianten sich in Ihre täglichen Abläufe integrieren lassen (s. auch Sektion II des Ratgebers, „Mein persönliches Motivationsmodell").

15.5 Aktuelle Empfehlungen

> Eine Leitfrage war und ist, wie oft und wie viel Bewegung notwendig ist, um die Gesundheit zu fördern.

Das in den letzten Jahrzehnten gesammelte Wissen erlaubt inzwischen, einige wissenschaftlich gesicherte Aussagen zum Umfang, Intensität und Art an Bewegung zu treffen, um die Gesundheit zu erhalten oder zu stärken. Wurden in der Vergangenheit vornehmlich intensivere Ausdauerbelastungen empfohlen, zeigen neue Erkenntnisse, dass schon eine moderat anstrengende körperliche Betätigung gesundheitlich vorteilhaft wirkt.

- Laut den aktuellen Mindestempfehlungen der Weltgesundheitsorganisation (WHO 2010) sollten Erwachsene und ältere Erwachsene ca. 150 min pro Woche ausdauerorientierte Aktivität mit moderater Intensität oder 75 min mit hoher Intensität sowie muskelkräftigende Aktivität 2- bis 3-mal wöchentlich durchführen.
- Die Bewegungseinheiten müssen nicht lang sein, auch schon 10-minütige Aktivitäten zählen. Nach unserem heutigen Verständnis ist für unsere Gesundheit der Gesamtumfang und nicht einzelne andere Aspekte der Bewegung wie Dauer, Häufigkeit, Intensität oder Typ entscheidend. Anders ausgedrückt: Letzten Endes „zählt" die Gesamtenergiemenge, die durch die Bewegung verbraucht wird.
- Wir wissen auch, dass nicht nur Sport, sondern auch Bewegung im Alltag, wie z. B. zu Fuß oder mit dem Rad zur Arbeit zu fahren oder Treppen zu steigen, Garten- und Hausarbeit oder Tanzen gesundheitliche Vorteile bringen kann.
- Nach Möglichkeit sollten die Bewegungs- und Sporteinheiten über die Woche verteilt werden.
- Zahlreiche Untersuchungen belegen zudem, dass auch Bewegung unterhalb der Empfehlungen gesundheitswirksam ist. Mit anderen Worten: Jedes bisschen Bewegung ist nachweislich besser als gar keine.

- Bei der Aufnahme einer Aktivität sollte man sich realistische, nahe Ziele setzen und bedenken, dass nicht nur Bewegung, sondern auch angemessene Regeneration und Erholung unabdingbar sind.
- Der Umfang und die Intensität der Aktivität sollte nur langsam gesteigert werden.
- Bei der Wahl der Sportarten sollten Vorlieben, Vorkenntnisse und etwaige gesundheitliche Einschränkungen mitbedacht werden.

Zusammenfassung

In diesem Kapitel haben wir Ihnen die gesundheitsfördernde Wirkung von Bewegung und die verschiedenen Bewegungsformen sowie aktuelle Empfehlungen vorgestellt. Dies regt Sie vielleicht dazu an, die folgenden Kapitel in diesem Abschnitt zu lesen. Hier vertiefen wir Ihr Wissen zu verschiedenen Möglichkeiten körperlicher Aktivität und setzen uns konkret mit der Umsetzung auseinander.

Literatur

Bartl, R. (2010). Osteoporose: Prävention – Diagnostik – Therapie; 10 Tabellen (3., vollst. überarb. und erw. Aufl). Stuttgart: Thieme.

Bouchard, C., Blair, S.N. & Haskell, W. (2012). Physical Activity and Health. Champaign: Human Kinetics.

Donath, L., Faude, O., Roth, R., & Zahner, L. (2014). Effects of stair-climbing on balance, gait, strength, resting heart rate, and submaximal endurance in healthy seniors. Scandinavian Journal of Medicine & Science in Sports, 24(2),e93–101.

Hänsel, F. (2007). Körperliche Aktivität und Gesundheit. In R. Fuchs, W. Göhner, & H. Seelig (Eds.), Aufbau eines körperlich-aktiven Lebensstils: Theorie, Empirie und Praxis (pp. 23–44). Göttingen: Hogrefe.

Morris, J. N., Heady, J. A., Raffle, P. A., Roberts, C. G., & Parks, J. W. (1953). Coronary heart-disease and physical activity of work. Lancet (London, England), 265(6795),1053–1057; contd.

Nemoto, K., Gen-no, H., Masuki, S., Okazaki, K., & Nose, H. (2007). Effects of high-intensity interval walking training on physical fitness and blood pressure in middle-aged and older people. Mayo Clinic Proceedings, 82(7),803–811.

Pate, R. (2012). Historical perspectives on Physical Activity, Fitness, and Health. In C. Bouchard, S. N. Blair & W. Haskell (Eds.), Physical Activity and Health. Champaign: Human Kinetics.

Ross, R., Bradshaw, AJ. (2009). The future of obesity reduction: beyond weight loss. Nat Rev Endocrinol, 5 (6), 319–25.

WHO (2010). Global recommendations on physical activity for health. Genf: WHO.

Sportliche Aktivität: Mein Sporttyp

Miriam Bieber, Andreas Bernardi, Josef Wiemeyer

16.1 Einleitung: Die Qual der Wahl – 106

16.2 Welcher Sporttyp bin ich? – 106

Literatur – 109

Lernziele
- Erfahren Sie, welche Sportart zu Ihren Vorlieben besonders gut passt.
- Lernen Sie Ihren Sporttyp kennen.

16.1 Einleitung: Die Qual der Wahl

Ein aktiver Lebensstil mit regelmäßiger Bewegung steht in enger Verbindung zu Gesundheit und Wohlbefinden. In den vorangegangenen Kapiteln haben wir Sie dazu motiviert, in Ihren Alltag mehr Bewegung einzubauen; nun haben Sie sich aber vielleicht entschlossen, auch Ihre sportliche Aktivität weiter auszubauen oder eine Sportart zu beginnen. Allerdings ist es nicht immer einfach, die geeignete Sportart für sich zu finden. Die Vielzahl unterschiedlicher Sportangebote reicht von Yoga bis hin zur brasilianischen Kampfsportart Capoeira. Nicht immer ist es hier leicht, den Überblick zu bewahren und die geeignete Wahl für sich zu treffen. Im Folgenden wollen wir Ihnen Anregungen geben, wie Sie Ihren Sporttyp identifizieren und so eine Sportart für sich finden können, die für Sie geeignet ist und Spaß macht.

16.2 Welcher Sporttyp bin ich?

Im Folgenden möchten wir Ihnen zur Unterstützung bei der Suche nach Ihrer persönlichen Lieblingssportart ein paar Leitfragen an die Hand geben, mit denen Sie Ihre persönlichen Präferenzen und somit Ihren Sporttyp besser eingrenzen können (orientiert an Sudeck et al. 2011).

- **Messen Sie sich gerne mit anderen?**
- **Wer ist heute mein Gegner?**
  Hier kommen vor allem Sportarten in Frage, bei denen ein Wettkampfformat vorgesehen ist und bei denen es ums Gewinnen geht. Interessant sind auch Sportangebote, die gemeinsam mit anderen in der Gruppe absolviert werden können. So haben Sie stets die Möglichkeit, Ihre eigene Leistung mit der anderer zu vergleichen.
  Mögliche Sportarten: Rückschlagspiele (Tennis, Badminton), Mannschaftssport (Fußball, Handball etc.).

- **Sport soll für mich Erholung sein!**
  Sport bedeutet für Sie eher, Zeit für sich zu haben, ohne auf andere Trainierende und ihre Bedürfnisse Rücksicht nehmen zu müssen. Sie möchten abschalten können und ganz bei sich und Ihrem Körper sein. Hier sind vor allem Sportarten gut, die Sie unabhängig von anderen Sportlern betreiben können.
  Mögliche Sportarten: Laufen, Radfahren, Yoga, Pilates, Fitness/Krafttraining.

- **Mögen Sie Sportarten, die mit Bällen zu tun haben?**
- **Her damit!**
  Dann sind vor allem Mannschaftssportarten wie Fußball, Handball, Hockey, Basketball, Tennis, Tischtennis oder Volleyball für Sie interessant. Aber auch Rückschlagsportarten sind gute Optionen. Generell gilt allerdings, dass nahezu alle Ballsportarten mehr als einen Spieler erfordern und damit nichts für absolute Individualisten sind.
- **Nein!**
  Ballsportarten machen Ihnen keine Freude, und Sie haben kein Interesse daran. Dann sind vor allem Individual- und Ausdauersportarten für Sie geeignet. Hier können Sie ohne Spielgeräte den Fokus ganz auf sich und Ihr Training richten!
  Mögliche Sportarten: Fitness/Krafttraining, Schwimmen, Laufen, Radfahren, Yoga.

- **Sind Sie ein sehr aktiver Typ, dem Leistung wichtig ist, oder gehen Sie lieber alles in Ruhe an und wollen entspannt fit werden?**
- **Schnell & Aktiv!**
  Ihnen kann es gar nicht schnell genug gehen, und Geschwindigkeit hat Sie schon immer fasziniert? Sie treiben sich stets zu noch besseren Leistungen an und sind sehr ehrgeizig? Dann sind Sportarten mit hohen Anteilen von Sprints und schnellen Bewegungen für Sie das Richtige. Dazu zählen vor allem die Mannschaftssportarten mit Ball, aber auch Rückschlagsportarten wie Squash oder Badminton. Wenn Sie lieber alleine trainieren, kommen auch Sprintdisziplinen im Laufen oder Radfahren in Frage.

Mögliche Sportarten: Badminton, Hockey, Tischtennis, Squash, Mannschaftssport, Radsprint, Laufen.

- **Nur nicht hetzen!**
Sie möchten sich beim Sport zeitlich nicht unter Druck setzen. Ihnen ist es wichtiger, die Übungen und Bewegungsabfolgen exakt und ohne Stress anzugehen. Die Freude an Bewegung steht bei Ihnen im Vordergrund und weniger das Erleben eines Geschwindigkeitskicks. Außerdem sind Ihnen persönliche Bestleistungen weniger wichtig, Sie möchten langfristig fitter werden.
Mögliche Sportarten: Ausdauersport, Yoga, Fitness/Krafttraining

- **Sind Sie übergewichtig oder unzufrieden mit Ihrer Figur?**
- **Es sind schon ein paar Pfunde zu viel!**
Durch Übergewicht ist der Körper vor allem bei sportlicher Betätigung stark gefordert. Wenn Sie bisher wenig bis überhaupt nicht trainiert haben, ist ein schonender Einstieg in regelmäßigen Sport sehr wichtig, um den Körper langsam an die Bewegung und neue Belastung zu gewöhnen und dadurch Verletzungen zu vermeiden. Sportarten, bei denen viel gelaufen und gesprungen wird, sollten Sie vorerst zurückstellen. Es bieten sich für den Trainingseinstieg Sportarten an, die gewichtsentlastend wirken und somit keine zu hohe Belastung für Gelenke und Sehnen darstellen. Ausdauersport kann Ihnen bei der Reduktion von Körpergewicht helfen und das Herzkreislaufsystem trainieren. Krafttraining fördert den Aufbau von Muskulatur.
Mögliche Sportarten: Schwimmen, Radfahren, Fitness/Krafttraining.

- **Nein, ich bin sehr schlank.**
Sie sind schlank und mit Ihrem Aussehen zufrieden, möchten aber Ihre Fitness und körperliche Leistungsfähigkeit verbessern? Ratsam ist hier, mit Sportarten einzusteigen, die auf die Entwicklung von Muskelkraft und einer verbesserten Ausdauer ausgelegt sind und den ganzen Körper stärken. Hier können Sie aus einer Vielzahl an unterschiedlichen Trainings wählen. Vor allem sind Ganzkörperfitnesstrainings, Pilates, Yoga oder auch neuere Trends wie Cross-Fit interessant. Diese Trainings stellen einen umfassenden Aufbau und eine Entwicklung der Muskulatur und der Kraftausdauer in den Vordergrund.
Mögliche Sportarten: Fitness/Krafttraining, Yoga, Pilates, Cross-Fit.

- **Halten Sie sich gerne in der Natur bzw. im Freien auf?**
- **Ja, ich bin sehr gerne draußen.**
Wenn Sie Freude an der Bewegung in der freien Natur haben, sind Outdoor-Sportarten für Sie ideal. Dabei können Sie sich aktiv bewegen und gleichzeitig frische Luft und Sonne tanken. Der Körper wird so optimal mit Sauerstoff versorgt, und durch das Licht die Vitamin-D-Produktion im Körper angeregt. Als Sportarten eignen sich je nach Vorliebe und Trainingszustand Laufrunden durch Parks, Feld oder Wald, ebenso wie Fahrradtouren oder für die Sportlicheren Mountainbike-Trails. Natürlich kommen auch gelenkschonendere Sportarten, die auch für Sporteinsteiger geeignet sind, in Betracht. Bei Wandertouren oder Schwimmen im Freibad oder Badesee können Sie Ihre Liebe zur Natur mit sportlichem Training verbinden. Für Personen, die mehr Körpereinsatz bringen wollen, eignen sich Klettersteige, Kanutouren sowie Segeln oder Surfen. Wer auch bei kalten Temperaturen aktiv sein will, kann sich Wintersportangeboten widmen.
Mögliche Sportarten: Outdoor-Sportarten, z. B. Wandern, Klettern, Jogging im Freien, Radtouren, Schwimmen im Badesee, Langlauf, Skifahren.

- **Nein, ich möchte lieber Sport in einer Räumlichkeit betreiben – draußen ist es mir zu kalt und ungemütlich.**
Sie möchten – unabhängig von Wetter und jahreszeitlichen Gegebenheiten – Sport treiben und sich nicht von Regen oder kalten Wintern vom Training abhalten lassen? Dann kommen für Sie alle Sportarten in Frage, die sich bei ungünstiger Wetterlage auch in geschlossenen Räumen durchführen lassen. Vor allem Fitness und Gymnastik lassen sich drinnen betreiben.

Aber auch Schwimmen im Hallenbad, die meisten Ballsportarten und sogar Spinning als Ersatz zum Radfahren lassen sich drinnen durchführen.
Mögliche Sportarten: Fitness/Krafttraining, Ballsportarten, Spinning, Schwimmen.

- **Trainieren Sie gerne mit anderen zusammen, oder suchen Sie im Sport Zeit für sich ohne Ablenkung durch andere Personen?**
- **Sport treibe ich am liebsten im Team.**
  Ihnen sind der kommunikative Austausch und das Miteinander beim Sport wichtig? Sie fühlen sich durch Sportkameraden motiviert und können sich so auch bei kleinen Tiefs zum Training aufraffen?
  Dann sind vor allem Mannschaftssportarten für Sie geeignet. Die meisten Ballsportarten werden in Teams gespielt, sodass man schnell Anschluss an eine Gruppe erhält. Aber auch vermeintliche Einzeldisziplinen können Sie im Team ausführen. Schauen Sie sich nach einer Laufgruppe mit regelmäßigen Trainingsläufen um oder verabreden Sie sich zu gemeinsamen Radtouren mit einer Einkehr am Ziel.
  Mögliche Sportarten: alle Mannschaftssportarten, Ballsportarten, Lauftreffs.
- **Ich bleibe lieber für mich und möchte nicht mit anderen trainieren.**
  Sie wollen zeitlich flexibel trainieren, ohne Rücksicht auf andere Personen zu nehmen? Sie schalten beim Sport ab und nutzen die Zeit für sich, ohne dabei gestört zu werden? Dann sollten Sie sich nach einer geeigneten Individualsportart umschauen. Hier kommen für Sie je nach Präferenz und Leistungsniveau Laufdisziplinen, Schwimmen, Radfahren, aber auch Fitness und Gymnastik in Frage. Ballsportarten fordern fast immer mindestens einen weiteren Teilnehmer.

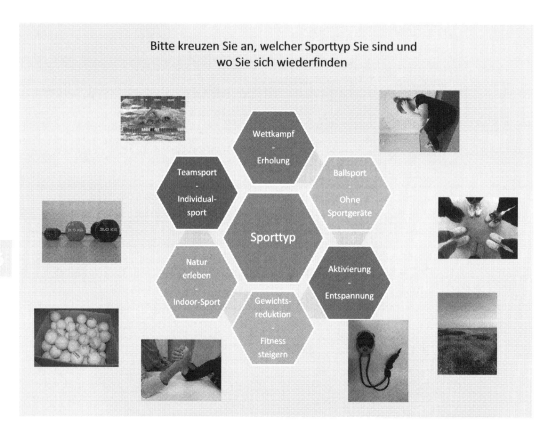

◘ Abb. 16.1 Mein Sporttyp

Mögliche Sportarten: Individualsportarten wie Laufen, Schwimmen, Radfahren, Fitness/Gymnastik.

◘ Abb. 16.1 gibt eine Übersicht über mögliche Sporttypen. Nehmen Sie sich doch die Zeit und kreuzen Sie an, welcher Sporttyp Sie sind.

Zusammenfassung

Im vorliegenden Abschnitt haben Sie erfahren, wie Sie eine zu Ihnen passende Sportart finden können. Das folgende Kapitel soll Sie weiter darin unterstützen, die richtige Sportart aufbauend auf Ihrem Sporttyp für sich zu finden.

Literatur

Sudeck, G., Lehnert, K. & Conzelmann, A. (2011). „Motivbasierte Sporttypen" – Auf dem Weg zur Personorientierung im zielgruppenspezifischen Freizeit- und Gesundheitssport. Zeitschrift für Sportpsychologie, 18 (1), 1–17.

Sportliche Aktivität: Auswahl passender Sportarten

Miriam Bieber, Daniela Schmidt, Josef Wiemeyer

17.1 Einleitung: Wie finde ich eine passende Sportart? – 112

17.2 Auswahlkriterien für eine Sportart – 112
17.2.1 Art der körperlichen Aktivität – 112
17.2.2 Abklärung medizinischer Kontraindikationen – 114
17.2.3 Abklärung psychischer Kontraindikationen – 114
17.2.4 Auswahl nach Spaß und Freude – 115
17.2.5 Äußere Faktoren – 116
17.2.6 Schnuppern und Ausprobieren! – 116
17.2.7 Wie finde ich das geeignete Training für mich? – 116

Literatur – 118

Lernziele
- Erfahren Sie etwas über die Auswahlkriterien für eine Sportart.
- Lernen Sie verschiedene Sportarten kennen.

17.1 Einleitung: Wie finde ich eine passende Sportart?

Die Antwort auf die Frage, welche Sportart am besten geeignet ist, um die vielfältigen Wirkungen körperlicher Aktivität zu nutzen, hängt von mehreren Faktoren ab. Im Folgenden lernen Sie einige Faktoren kennen. Nicht jeder dieser Faktoren ist für Sie relevant; daher sollten Sie abwägen und die für Sie wichtigen Faktoren berücksichtigen. Diese können Sie im Prozess des Aktivwerdens unterstützen.

> Werden Sie nun aktiv, um das für Sie persönlich geeignete Training zu finden.

17.2 Auswahlkriterien für eine Sportart

17.2.1 Art der körperlichen Aktivität

Im folgenden Abschnitt erfahren Sie, welche körperliche Aktivität Sie einfach und sofort, ohne viel Zeitaufwand, ohne Sportkleidung zu kaufen oder einem Verein beizutreten umsetzen können. Sie benötigen keinen Übungsleiter, der Ihnen langwierig die benötigte Technik erklärt. Vielleicht fällt es Ihnen viel leichter, körperliche Aktivität in Ihren Alltag zu integrieren, wenn Sie auf dem Weg zur Arbeit sind, oder während Ihrer Freizeitaktivitäten. Der folgende Abschnitt ist daher gemäß der Einteilung in ▶ Kap. 1 („Körperliche Aktivität") in drei Bereiche unterteilt: Alltagsaktivität, Bewegung während beruflicher Aktivitäten und Bewegung als Sport- und Freizeitaktivität. Wir fassen diese Aktivitäten in Alltagstipps zusammen, die Sie umsetzen können.

- **Alltagsaktivität**

Im Folgenden nennen wir Ihnen einige Beispiele für Alltagsaktivitäten.

Haushaltsarbeit Hausarbeiten wie Fenster putzen, Staubsaugen, Betten machen, Möbel rücken, Fegen, Reparaturarbeiten, Geschirr spülen, Bügeln oder den Keller entrümpeln fordern auch einiges an körperlicher Kraft und Aktivität. Diese Dinge müssen ohnehin erledigt werden und können so einfach und effektiv als Bewegungsplus genutzt werden.

Gartenarbeit Sie lieben Blumen oder würden gerne Ihr eigenes Obst und Gemüse anbauen? Dann bringen Sie Ihren Garten auf Vordermann. In Großstädten mit vielen Wohnungen ohne eigenen Garten oder Balkon kann man häufig einen Schrebergarten mieten, in dem man sich aktiv beim Pflanzen, Jäten, Gießen und auch Ernten betätigen kann. Viele Gemeinden bieten außerdem Pachten für Streuobstwiesen an. Auch Holz sägen, Rasen mähen oder schwere Gegenstände tragen sind körperliche Aktivitäten.

Erledigungen wie z. B. Einkäufe Nutzen Sie statt des Autos lieber das Rad mit einem montierten Korb und einem Rucksack, um Ihre Einkäufe zu transportieren. Statt einmal in der Woche einen Großeinkauf mit dem Auto zu machen, fahren Sie lieber auf mehrere Male verteilt mit dem Fahrrad zum Einkaufen.

- **Berufliche Aktivität**

Bei der beruflichen Arbeit ist der Umfang an körperlicher Aktivität sehr unterschiedlich, je nachdem, welchem Beruf Sie nachgehen. Eine Reinigungskraft bewegt sich beispielsweise während ihrer Arbeit sehr viel; beim Zimmer reinigen, fegen, Fenster putzen und anderen Reinigungstätigkeiten. Eine Sekretärin oder ein Bürokaufmann wird sich hauptsächlich am Schreibtisch aufhalten. Menschen, die sich während des Berufsalltags viel bewegen, genügt möglicherweise diese Form der körperlichen Aktivität, und sie wünschen sich in ihrer Freizeit Entspannung und körperliche Erholung. Andere Berufsgruppen, wie z. B. Bankangestellte, können jedoch die Bürotätigkeit nutzen, um verschiedene Formen an körperlicher Aktivität auszuführen. Das wollen wir im Folgenden skizzieren.

Auf dem Weg zu Arbeit
- Nutzen Sie (bei entsprechender Entfernung) das Rad für den Weg zur Arbeit anstelle des Autos oder des öffentlichen Nahverkehrs.
- Wenn Sie Bus oder Bahn für den täglichen Arbeitsweg nutzen, steigen Sie eine Station

früher aus und gehen Sie die restliche Strecke zu Fuß.
- Wartezeiten an Haltestellen können Sie im Stehen statt im Sitzen verbringen.
- Nutzen Sie Treppen anstatt Rolltreppen oder Aufzügen an Bahnhöfen oder U-Bahnstationen.
- Bleiben Sie in öffentlichen Verkehrsmitteln während der Fahrt einfach stehen, statt sich zu setzen. Das schult gleichzeitig das Gleichgewicht und die Koordination. Halten Sie sich jedoch bitte gut fest, um Unfälle zu vermeiden.
- Sie benötigen das Auto, um zu Ihrem Arbeitsplatz zu kommen? Dann suchen Sie sich bewusst einen Parkplatz in weiterer Entfernung zum Gebäude und nutzen Sie den Weg für einen kleinen Spaziergang.

Am Arbeitsplatz
- Steigen Sie so oft es geht Treppen, anstatt den Fahrstuhl zu benutzen.
- Es muss eine kurze Absprache mit einem Kollegen getroffen werden? Statt anzurufen oder eine E-Mail zu schreiben, gehen Sie doch einfach im Büro des Kollegen vorbei.
- Besprechungen oder die Kaffeepausen können im Stehen abgehalten werden.
- Während Sie telefonieren, können Sie anstatt zu sitzen stehen oder mit einem schnurlosen Telefon im Büro herumlaufen.
- Die Mittagspause bietet sich für einen kurzen Spaziergang um das Firmengelände/Bürogebäude an. Gestalten Sie Ihren Arbeitsplatz bewegungsfreundlicher.
- Stellen Sie Kaffeetasse oder Wasserflasche nicht direkt auf Ihrem Schreibtisch ab, sondern weiter entfernt, sodass Sie häufiger aufstehen müssen. Jedoch sollten Sie trotzdem nicht das Trinken vernachlässigen.
- Der Papierkorb oder auch Drucker kann in eine andere Ecke des Zimmers gestellt werden und nicht mehr unter/neben den Schreibtisch. Ähnlich wie beim Trinken wird so ein Aufstehen nötig.
- Nutzen Sie doch einfach mal die Toilette in einem anderen Stockwerk.
- Machen Sie Mini-Gymnastik-Übungen am Arbeitsplatz, wie z. B. Fußspitzen im Sitzen hochziehen, das Gesäß anspannen, die Schultern kreisen oder die Oberschenkelmuskeln anspannen, indem Sie die Unterschenkel anheben. Für mehr Beweglichkeit und zur Vorbeugung von Rückenbeschwerden am Arbeitsplatz gibt es unzählige Bewegungstipps, die Sie direkt von Ihrem Schreibtisch aus anwenden können (s. Kap. 18, „Bewegungen für zwischendurch: 15-Minuten-Tipps").
- Reden Sie mit Ihrem Vorgesetzten, ob ein höhenverstellbarer Arbeitsplatz eingerichtet werden kann. Ob nun der Schreitisch oder der Bürostuhl flexibel ist, erscheint dabei unerheblich. Wichtig ist die Möglichkeit, während des Arbeitstages Tätigkeiten am Schreitisch sowohl stehend als auch sitzend zu erledigen. Verändern Sie Ihre Arbeitsposition öfter am Tag.
- Fragen Sie bei Ihrem Arbeitgeber nach, ob in Ihrem Unternehmen eine Betriebssportgruppe oder Präventionskurse im Bereich Fitness und Bewegung angeboten werden. Sie können somit direkt nach der Arbeit und zusammen mit Kollegen trainieren. Es entstehen weniger Fahrtwege und Sie kommen in Kontakt mit anderen.

- **Sport- und Freizeitaktivitäten**
- Sie haben einen Hund? Vergrößern Sie die tägliche Gassi-Runde doch um einige Minuten oder suchen Sie sich Strecken mit Steigung aus. Wenn Sie keinen Hund haben, könnten Sie vielleicht ein nahe gelegenes Tierheim besuchen, um eines der Tiere spazieren zu führen. Sie tun hier für zwei Lebewesen etwas Gutes: für sich selbst und für ein Tier, das sich sehr freut, wenn sich jemand kümmert.
- Machen Sie in Ihrer freien Zeit einen Spaziergang. Diesen kann man wunderbar mit einem Besuch bei Freunden kombinieren.
- Treffen Sie sich mit Ihren Freunden zur Abwechslung mal nicht auf einen Kaffee, sondern auf der Eisbahn, gehen Sie zusammen Skaten, Billard spielen, zum Bowling oder machen Sie eine Fahrradtour. Auch der Besuch eines Schwimmbads kann gerne gemeinsam erfolgen und ist gleichzeitig eine gute Alternative zu den normalen Treffen mit Freunden.
- Ihre Kinder oder Enkel kommen zu Besuch. Nutzen Sie die gemeinsame Zeit für aktive

Spiele wie Fangen und Verstecken, Radfahren, Trampolin- oder Seilspringen oder gemeinsames Ballspielen.
- Sie wollen Freunde besuchen? Versuchen Sie auch hier, Wegstrecken zu Fuß oder mit dem Rad zurückzulegen. Natürlich gelten auch hier die gleichen Tipps wie für den Weg zur Arbeit.
- Machen Sie einen schönen Einkaufsbummel, statt Produkte und Waren online über Internetshops zu bestellen.
- Haben Sie in Ihrer Kindheit ein Musikinstrument gespielt oder haben Sie gesungen? Eventuell haben Sie Lust, Ihr altes Instrument wieder hervorzuholen. Das Spielen vieler Musikinstrumente ist anstrengend, man muss sich häufig stark bewegen und braucht beispielsweise beim Spielen von Blasinstrumenten eine spezielle Atemtechnik.
- Sie schauen regelmäßig Serien oder Filme und wollen auch zukünftig nicht darauf verzichten? Dann nutzen Sie die Zeit, um vor dem TV parallel kleine Kräftigungsübungen wie z. B. Sit-ups oder Liegestütze zu machen, dehnen Sie Ihre Muskeln, während Sie Ihr Programm verfolgen, oder nutzen Sie im besten Fall sogar einen Hometrainer oder ein Ergometerfahrrad, während Sie die Geschehnisse am Bildschirm verfolgen.

Nun haben Sie einen guten Überblick über eine Vielzahl von unterschiedlichen Möglichkeiten für einen aktiven Alltag erhalten. Im Download-Bereich bei extras.springer.com unter Eingabe der ISBN 978-3-662-53937-8 finden Sie neben vielen anderen Materialien auch das Arbeitsblatt „Meine Alltagsaktivitäten" mit einer Übersicht über mögliche Alltagsaktivitäten. Nehmen Sie sich die Zeit zu überlegen, welche Aktivität Sie gerne beginnen möchten.

17.2.2 Abklärung medizinischer Kontraindikationen

Bevor Sie mit einer sportlichen Aktivität beginnen oder wenn Sie nach einer längeren Pause wieder einsteigen, sollten Sie mögliche Kontraindikationen, insbesondere medizinische Risikofaktoren, von Fachpersonal abklären lassen. Zu empfehlen ist eine medizinische Beratung durch Ihren Arzt bezüglich Ihrer geplanten sportlichen Aktivität. Erzählen Sie Ihrem Behandler von Ihrem Vorhaben. Ihr Arzt kann Ihnen wertvolle Ratschläge und Informationen zu einem geeigneten Sportangebot geben und Sie über mögliche Risiken aufklären.

> Eine Untersuchung auf Kontraindikationen, die eine sportliche Tätigkeit einschränken oder gar verhindern, sollte am Anfang einer jeden sportlichen Aktivität stehen. Es sollte eine Prüfung auf Sporttauglichkeit erfolgen.

Zur Erleichterung der Abklärung medizinischer Fragen bietet die Deutsche Gesellschaft für Sportmedizin und Prävention als Dachverband der deutschen Sportärzte einen speziellen Fragebogen. Dieser überprüft, ob Sie zu Beginn der körperlichen Aktivität einen Arzt aufsuchen sollten. Ab einem Alter von über 35 und unter 60 Jahren ist eine sogenannte sportärztliche Vorsorgeuntersuchung sinnvoll und ab einem Alter von über 60 Jahren dringend anzuraten (s. www.dgsp.de). In ◘ Abb. 17.1 finden Sie einen Gesundheits-Check in Anlehnung an den Fragebogen PAR-Q von Thomas et al. (1992). Die Fragen sollen helfen, Ihren Gesundheitszustand und eine mögliche Einschränkung in Hinblick auf sportliche Tätigkeiten aufzuzeigen. Beantworten Sie die aufgeführten Fragen bitte ehrlich und gewissenhaft, sie dienen der Überprüfung, ob bei Ihnen mögliche medizinische Kontraindikationen vorliegen. Bitte beachten Sie jedoch, dass in jedem Fall eine Vorstellung beim Arzt sinnvoll ist, auch wenn Sie im Fragebogen keine Frage mit „Ja" beantwortet haben. Berichten Sie Ihrem Arzt über den Gesundheits-Check und darüber, welche Fragen Sie mit „Ja" beantwortet haben. Ihr Arzt wird Sie im Folgenden untersuchen und Empfehlungen zu Ihren sportlichen Vorhaben geben können.

Wenn eine positive Prüfung aller gesundheitlichen Faktoren erfolgt ist, steht der Aufnahme von regelmäßigem sportlichem Training aus ärztlicher Sicht nichts mehr im Wege.

17.2.3 Abklärung psychischer Kontraindikationen

Wann sollten Personen mit psychischen Problemen nicht am sportlichen Training teilnehmen, bzw.

17.2 · Auswahlkriterien für eine Sportart

1. Hat Ihnen jemals ein Arzt gesagt, Sie hätten „etwas am Herzen", und Ihnen nur unter medizinischer Kontrolle Bewegung und Sport empfohlen?	Ja ☐	Nein ☐
2. Hatten Sie im letzten Monat Schmerzen in der Brust in Ruhe oder bei körperlicher Belastung?	Ja ☐	Nein ☐
3. Haben Sie Probleme mit der Atmung in Ruhe oder bei körperlicher Belastung?	Ja ☐	Nein ☐
4. Sind Sie jemals wegen Schwindel gestürzt oder haben Sie schon jemals das Bewusstsein verloren?	Ja ☐	Nein ☐
5. Haben Sie Knochen- oder Gelenkprobleme, die sich unter körperlicher Belastung verschlechtern könnten?	Ja ☐	Nein ☐
6. Hat Ihnen jemals ein Arzt ein Medikament gegen hohen Blutdruck oder wegen eines Herzproblems oder Atemproblems verschrieben?	Ja ☐	Nein ☐
7. Kennen Sie irgendeinen weiteren Grund, warum Sie nicht körperlich/sportlich aktiv sein sollten?	Ja ☐	Nein ☐
„Ja" auf eine oder mehrere Fragen: Bitte suchen Sie Ihren Arzt auf, bevor Sie körperlich/sportlich aktiv werden. Berichten Sie Ihrem Arzt über den Gesundheits-Check und darüber, welche Fragen Sie mit „Ja" beantwortet haben.		

◘ **Abb. 17.1** Fragebogen zum Gesundheits-Check in Anlehnung an den Fragebogen „PAR-Q" (Thomas et al. 1992)

wann sollte die Gruppentauglichkeit beim Mannschaftssport geprüft werden?

Die körperliche Belastbarkeit und Leistungsfähigkeit beim Ausführen sportlicher Tätigkeiten hängt von der Persönlichkeit, von der Motivationslage, von früheren Erfahrungen sowie vom aktuellen psychischen Zustand des Sporttreibenden ab. Hat man es mit einer depressiven Person zu tun, sind häufig spezielle Persönlichkeitseigenschaften wie ein starker Leistungsanspruch vorhanden. Ängstliche Personen hingegen schrecken oft vor einer Überforderung zurück und zeigen ein Schonungsverhalten (Bassler und Leidig 2005). Insgesamt sind bei Personen mit psychischer Erkrankung das Selbstbild und die Selbstwirksamkeit häufig herabgesetzt; sie trauen sich weniger zu. Aktuelle dysfunktionale Zustände wie akuter Stress, schlechter Schlaf, Drogen- oder Alkoholeinfluss beeinträchtigen darüber hinaus die sportliche Leistungsfähigkeit und stellen Faktoren dar, die eine aktuelle Sporttauglichkeit in Frage stellen.

Relevante patientenbezogene Informationen sollten dem Übungsleiter während des Trainings vorliegen, so dass Instruktion und Feedbackgebung sowie Auswahl der Übungen an den psychischen Zustand angepasst werden. Depressive Patienten profitieren von viel Lob und Aufmerksamkeit sowie von Übungen, die nicht zur Überforderung führen. Ängstliche Patienten brauchen engmaschige Anleitung und Ermunterung, neue Dinge auszuprobieren.

17.2.4 Auswahl nach Spaß und Freude

Nun gilt es zu überlegen, welche Sportart oder welche Übungsformen Ihnen Freude und Spaß an Bewegung vermitteln. Dies stellt einen wichtigen Faktor dar, um langfristig motiviert zu bleiben und Erfolge zu erzielen. Die Frage, welche Sportart oder Trainingsmöglichkeiten individuell geeignet sind, hängt nicht nur von medizinischen Faktoren, der aktuellen psychischen Verfassung und dem allgemeinen Gesundheitszustand ab. Individuelle Präferenzen und Wünsche sollten bei der Auswahl einer geeigneten Sportart ebenso berücksichtigt werden (Custal 2011). Grundsätzlich bieten viele Sportarten die Möglichkeit, auf nahezu allen Ebenen der körperlichen Fitness Verbesserungen zu erzielen (s. hierzu ▶ Kap. 15). Somit sollte bei der Wahl einer Trainingsintervention die Frage nach Spaß und Nachhaltigkeit im Vordergrund stehen. Dabei ist zunächst nicht das „Was" die entscheidende Frage beim Sporteinstieg, sondern das „Dass".

> Bei sportlicher Aktivität ist nicht das „Was" oder „Wieviel" entscheidend, sondern vor allem, dass Sie etwas tun!

Wichtig ist hier auch, sich zu fragen, woran Sie früher Spaß hatten. Vielleicht überlegen Sie auch, bei welcher Sportart Sie Mitstreiter gewinnen könnten. Das Überwinden von inneren Barrieren oder Motivationstiefs stellt eine der größten Hürden auf dem Weg in eine aktive Alltagsgestaltung dar (praktische Tipps, wie Sie Barrieren und Motivationstiefs überwinden können, finden Sie in ▶ Kap. 12). Einen Trainingspartner zu gewinnen bedeutet, dass Sie nicht alleine sind und sich gegenseitig unterstützen könnten.

17.2.5 Äußere Faktoren

Um langfristig motiviert zu bleiben und regelmäßige Trainingseinheiten wahrzunehmen, spielen verschiedene Faktoren eine entscheidene Rolle. So haben das soziale Umfeld, die örtlichen Gegebenheiten und infrastrukturelle Voraussetzungen eine hohe Relevanz. Informieren Sie sich, welche Sportangebote es auf dem Weg zu Ihrer Arbeit oder in der Nähe Ihres Wohnorts gibt. Wichtig zu erfahren sind auch Öffnungszeiten von Sportstätten und Kosten für Vereine und Angebote.

Bietet Ihr Heimatort z. B. keinen Fußballverein, sondern einen Handballverein, sollte Sie dies nicht von einem Probetraining dort abhalten, auch wenn Ihre erste Präferenz ein regelmäßiges Fußballtraining gewesen wäre. Schon viele Menschen haben erst beim praktischen Ausprobieren einer Sportart Ihre Leidenschaft dafür entdeckt! Zudem ist für viele Neu-Sportler das soziale Miteinander im Sport ebenso wichtig wie dieser für sich genommen. Nutzen Sie daher Ihren Freundeskreis, um sich zum gemeinsamen Sport zu verabreden, oder begleiten Sie eine Bekannte oder einen Arbeitskollegen zum Training und gewinnen Sie einen ersten Eindruck des Sportangebots. Häufig werden ein vorhandenes, persönliches Bild oder Vorstellungen und Meinungen zu einer Sportart und deren Durchführung durch ein eigenes Ausprobieren verändert und relativiert. Die Überlegungen und Vorannahmen zu bestimmten Sportarten stimmen nicht unbedingt mit der tatsächlichen Anforderung oder Variationsbreite der jeweiligen Sportart überein. So sind viele Sportarten mittlerweile sehr stark ausdifferenziert. Beispielsweise gibt es in vielen Tennisvereinen mittlerweile auch Angebote zum „Cardio-Tennis" mit dem erklärten Ziel, den Spaß am Tennis mit dem gezielten Training von Ausdauer und des Herz-Kreislauf-Systems zu verbinden (Infos unter www.dtb-tennis.de).

Ein nicht zu vernachlässigender Punkt ist auch die Frage nach einer qualifizierten Anleitung. Der Übungsleiter/Trainer sollte Ihnen sympathisch sein und die notwendige Technik und Ausführung der Bewegungen Ihrer Sportart angemessen vermitteln können. Wichtig ist außerdem, dass der Übungsleiter/Trainer auf Sie eingeht und das Training auf Ihre persönlichen Bedürfnisse abstimmt. Gerade kleinere Sportvereine sind zwar nicht unbedingt bei Wettkämpfen die erfolgreichsten, dennoch findet oft eine individuellere Betreuung im Vergleich zu sehr großen Vereinen statt. Dies sollten Sie je nach Ihren Bedürfnissen auswählen.

17.2.6 Schnuppern und Ausprobieren!

Viele Sportverbände und -vereine bieten die Möglichkeit, unverbindlich in die unterschiedlichsten Sportarten reinzuschnuppern, um sich ein eigenes Bild zu machen und im besten Fall Vorurteile abzubauen und Spaß an einer neuen Bewegung zu finden. Unter www.sportprogesundheit.de finden Sie eine kostenlose Suchmaschine für vereinsbasierte Sportangebote auch in Ihrer Nähe. Dabei stehen Ihnen verschiedene Suchkriterien wie Herz-Kreislauf-Training, Training des Muskel- und Skelettsystems oder auch allgemeiner Präventionssport zur Verfügung.

17.2.7 Wie finde ich das geeignete Training für mich?

Nachdem wir Ihnen im vorangegangenen Abschnitt bereits verschiedene Auswahlkriterien für eine Sportart vorgestellt haben, möchten wir Ihnen im

Sporttyp

Zunächst sollten Sie sich überlegen, welcher Sporttyp Sie sind. In ▶ Kap. 16 finden Sie Erklärungen zu verschiedenen Sporttypen.

Einzel- versus Gruppensport

Außerdem sollten Sie überlegen, ob Sie lieber alleine oder in der Gruppe trainieren: Gruppen-/Mannschaftssportarten mit mindestens 2 Personen fördern Kommunikation und Austausch mit anderen Trainierenden und können eine zusätzliche Motivationshilfe darstellen. Einzelsportarten hingegen erlauben Ihnen, flexibel ohne Rücksicht auf andere zu trainieren und Ihrem eigenen Rhythmus zu folgen.

Verfügbare Zeit

Überprüfen Sie den Zeitaufwand, den Sie pro Woche für Ihre sportliche Tätigkeit aufbringen können. Wie gut und in welchem Umfang können Sie neben Beruf, Familie und Hobbys Zeit für das Training aufbringen? An welchen Tagen in der Woche erlaubt Ihr Zeitmanagement, ein regelmäßiges Training zu absolvieren? Dabei sollten Sie neben der eigentlichen Trainingszeit An- und Abfahrtswege und -zeiten sowie Vor- und Nachbereitungen des Sports (wie z. B. Packen der Trainingstasche, Betreuung der Kinder während des Trainings, Auf- und Abbau von Trainingsgeräten) einplanen, um nicht unter Zeitdruck zu geraten. Sie sollten berücksichtigen, dass bei Teamsportarten feste Trainingszeiten, häufig auch mehrmals in der Woche, gelten. Nehmen Sie an Wettbewerben teil, so finden diese häufig abends oder am Wochenende statt. Wichtig für die Umsetzung Ihres Sporttrainings ist eine aktive, vorausschauende Planung aller das Training betreffenden organisatorischen Faktoren.

Fitnesslevel

Ebenso berücksichtigen sollten Sie Ihr aktuelles Fitnesslevel. Sie sind Sportanfänger und haben keine bis wenig Erfahrung? Dann sollten Sie sich zunächst an Sportarten versuchen, die die Grundlagenausdauer und den sanften Muskelaufbau fördern. Liegt Ihre letzte sportliche Aktivität nur einige Zeit zurück und Sie möchten an einen früheren Trainingsstand anknüpfen? Dann verabreden Sie sich mit Sportkameraden aus früheren Zeiten und informieren Sie sich über aktuelle Neuerungen, Trends und Möglichkeiten, die Ihre Sportart bietet.

Checkliste

Mit Hilfe der Checkliste in ◘ Abb. 17.2 können Sie Ihre Auswahl der geeigneten Sportart weiter eingrenzen. Aufbauend auf die Checkliste können Sie in der im Download-Bereich zur Verfügung gestellten „Allgemeinen Übersicht über sportliche Aktivitäten" aus verschiedenen Sportarten das geeignete Angebot auswählen.

In ▶ Kap. 16 („Sportliche Aktivität: Mein Sporttyp") wurden Ihnen verschiedene Aspekte von sportlicher Aktivität im Hinblick auf persönliche Vorlieben vorgestellt. Anhand der Checkliste können Sie noch einmal überlegen, welche Aspekte sportlicher Aktivität Ihre Vorlieben am besten treffen, wie viel Zeit Sie für sportliche Aktivitäten einplanen möchten und ob Sie sich eher als Anfänger oder Fortgeschrittener einordnen.

Einen Überblick über eine Vielzahl an Sportmöglichkeiten, unterteilt nach Einzel- oder Teamsport, Anfänger- oder Fortgeschrittenenlevel, bietet, wie bereits oben erwähnt, die „Allgemeine Übersicht über sportliche Aktivitäten" im Download-Bereich. Hier werden Ihnen verschiedene Sportarten sowie Hinweise zum Zeitaufwand und zur benötigten Ausrüstung vorgestellt. Desweiteren gibt die Tabelle einen Überblick über Sportarten, die für Sportanfänger besonders gut geeignet sind, und informiert über Trainingsziel und -nutzen (Beweglichkeit, Entspannung, Muskelaufbau, Ausdauerleistung).

Zusammenfassung

In diesem Kapitel des Ratgebers haben wir Ihnen Auswahlkriterien vorgestellt, die Sie bei der Entscheidung für eine Sportart heranziehen können. Eine wichtige Rolle spielen dabei Ihre persönlichen Vorlieben, aber auch die Kosten, der Zeitaufwand und die benötigte Ausrüstung können wichtige Faktoren für Ihre Entscheidung sein. Wenn Sie unter einer psychischen Erkrankung leiden, kann das die Ausführung einer Sportart sehr erschweren. Im folgenden Kapitel erfahren Sie, worauf Sie in diesem Fall bei der Wahl einer Sportart achten sollten.

Welcher Sporttyp sind Sie?

Lieber einzeln oder in der Gruppe?

☐ Gruppensport
☐ Einzelsport
☐ Beides

Mögen Sie Ballsportarten?

☐ Gruppensport mit Bällen (z.B. Fußball, Volleyball, Handball)
☐ Ballspiele zu zweit (z.B. Tennis, Squash)
☐ Beides
☐ Ich mag keine Ballsportarten

Aktiv oder lieber entspannt?

☐ Ich mag Sprints und schnelle Bewegungen (z. B. Hockey, Basketball, Radsprint)
☐ Ich gehe es lieber ruhig an (z.B. Yoga, Ausdauertraining, Angeln)

Halten Sie sich gerne in der Natur auf?

☐ Ich mache Sport am Liebsten an der frischen Luft (z. B. Wandern, Skilanglauf, Rudern)
☐ Ich bin lieber drin, wo es nicht kalt und ungemütlich ist (z.B. Bodybuilding, Schwimmhalle)

Wie viel Zeit haben Sie pro Woche für sportliches Training?

☐ 1 h/Woche
☐ 2 h/Woche
☐ 3 h/Woche
☐ mehr als 3 h/Woche

Wie fit sind Sie?

☐ Sportanfänger – ich habe noch nie oder bisher kaum Sport getrieben
☐ Ich treibe hin und wieder Sport und bin beweglich
☐ Ich bin sehr fit und treibe schon seit einiger Zeit regelmäßig mindestens 2-mal pro Woche Sport

◘ Abb. 17.2 Checkliste zur Auswahl passender Sportarten

Literatur

Bassler, M., Leidig, S. (Eds.). (2005). Psychotherapie der Angsterkrankung: Krankheitsmodelle und Therapiepraxis – störungsspezifisch und schulenübergreifend. Stuttgart: Thieme.

Custal, C. (2011). Sport- und Bewegungstherapie: Eine wirksame Methode gegen Depressionen. Hamburg: Diplomica Verlag.

Thomas, S., Reading, J., & Shephard, R. J. (1992). Revision of the Physical Activity Readiness Questionnaire (PAR-Q). Canadian Journal of Sport Sciences = Journal Canadien Des Sciences Du Sport, 17 (4), 338–345.

Bewegungen für zwischendurch: 15-Minuten-Tipps

Pia Mehler, Claudia Schmied

18.1 Einleitung: Wenn Sport im Verein zu viel ist... – 120

18.2 Hilfe bei der Auswahl – 120

18.3 Die Übungen – 120
18.3.1 In den Tag starten – 120
18.3.2 In der Mittagspause – 123
18.3.3 Für ein Frischegefühl – 123
18.3.4 Während des Wartens (in der Schlange, an der Bahnstation oder in der Bahn) – 124
18.3.5 Achtsam sein in der Bewegung – 125
18.3.6 Anti-Ärger-Programm – 125
18.3.7 Den Tag abschließen – 126

Literatur – 126

Lernziele

- Lernen Sie praktische Übungen für zwischendurch kennen.
- Entscheiden Sie sich für einige der Übungen und probieren Sie sie aus.

18.1 Einleitung: Wenn Sport im Verein zu viel ist…

Nicht immer müssen Sie eine komplette Sporteinheit absolvieren – auch kleine und leicht umzusetzende Bewegungsformen und -übungen können entspannen und das eigene Wohlbefinden steigern. In diesem Kapitel werden Ihnen konkrete Übungen für zwischendurch zum Ausprobieren und selbst kreativ werden vorgestellt. Hierfür ist es nicht notwendig, ein externes Sportangebot zu nutzen, sondern Sie können diese Übungen ganz einfach zwischendurch durchführen.

Vielleicht es Ihnen als Betroffenem mit psychischen Problemen auch zu viel, zum Sportverein zu gehen, zu joggen oder Rad zu fahren (Sport zu treiben). Das überfordert Sie, Sie trauen sich nicht, und Sie denken, das schaffen Sie (noch) nicht. Ein Tipp wäre dann, dass Sie mit Übungen zuhause oder im Alltag starten. Wie wäre es, wenn Sie einfache Übungen zu Hause durchführen, und darüber ein Tagebuch führen? Sie könnten sich dann beispielsweise für erreichte 50 Situps oder 10 3-minütige Balanceübungen auf einem Bein belohnen. Die Ziele lassen sich dann leicht sehr schnell höher schrauben. Ein Beispiel: Ein depressiver Patient berichtet, er habe damit begonnen, zuhause auf der Stelle zu laufen. Nachdem er 10 min geschafft hatte, kaufte er sich Laufschuhe und ging zum Laufen nach draußen. Eine Idee ist auch, Gegenstände des täglichen Lebens zu nutzen, beispielsweise eine volle Wasserflasche zu stemmen, so lange Sie können, oder sich bei einem höherliegenden Schrank zu strecken, um den Griff zu erreichen.

Im Folgenden finden Sie 15-Minuten-Tipps, die Sie im Alltag anwenden können. Die Anregungen sind in folgende Kategorien unterteilt: In den Tag starten, In der Mittagspause, Für ein Frischegefühl, Während des Wartens, Achtsam sein in der Bewegung, Anti-Ärger-Programm, Den Tag abschließen.

18.2 Hilfe bei der Auswahl

Um auf einen Blick einschätzen zu können, wie schwierig eine Übung ist, wie lange sie dauert oder welche Bereiche sie anspricht, helfen die Einschätzungen der Autoren. Es gibt die beiden Skalen „Schwierigkeitsgrad" und „Zeitaufwand". Sie sind direkt zu Beginn jeder Übung zu finden. Für die Einschätzung werden 1–3 Sterne vergeben.

Ein Stern in der Kategorie „Schwierigkeitsgrad" bedeutet, dass die Bewegungsform sehr einfach umzusetzen ist. Finden Sie 3 Sterne bei der Kategorie „Schwierigkeitsgrad", dann bedarf es einiger Übung oder guter Körperwahrnehmung, bis Sie sie einwandfrei durchführen können oder die bestmögliche Wirkung erfahren. Das sollte Sie auf keinen Fall entmutigen, da gerade bei solchen Übungen der Lernerfolg sehr groß sein kann. Ein Stern in der Kategorie „Zeitaufwand" bedeutet, diese Übung ist zu jeder Tageszeit in einigen wenigen Minuten durchführbar (≤5 Minuten). Finden Sie in dieser Kategorie 3 Sterne vor, sollten Sie ein Zeitfenster von ≥15 min einplanen und sicherstellen, dass Sie in dieser Zeit nicht gestört werden. Außerdem nennen wir Ihnen zu jeder Übung noch den jeweiligen Haupteffekt – Muskelaufbau, Ausdauer, Entspannung, Beweglichkeit oder Aktivierung.

Noch ein Hinweis: Auch Übungen mit nur einem Stern in der Kategorie „Zeitaufwand" dürfen je nach Bedarf und Wunsch natürlich wiederholt, mit anderen Übungen kombiniert werden und somit auch gerne mehr Zeit in Anspruch nehmen. In jeder der Kategorien finden Sie hier eine Beispielübung; weitere Übungen gibt es in den Online-Materialien zu diesem Ratgeber („15-Minuten-Tipps: Weitere Übungen"). Alle Online-Materialien stehen für Sie unter extras.springer.com unter Eingabe der ISBN 978-3-662-53937-8 zum Download bereit.

Die einzelnen Kategorien sind in (◘ Abb. 18.1) in ihrem Zusammenspiel dargestellt.

18.3 Die Übungen

18.3.1 In den Tag starten

Damit Sie entspannt und tatkräftig in den Tag starten und nicht das Gefühl haben, direkt mit den anstehenden großen und kleinen Herausforderungen des Tages konfrontiert zu werden, beginnen Sie den Tag bewusst. Die Übungen „Sonnengruß" oder „Äpfel pflücken" können Ihnen dabei helfen. Konzentrieren Sie sich jeweils auf die Übung und nehmen Sie Ihren Körper und Ihre Atmung bewusst wahr.

18.3 · Die Übungen

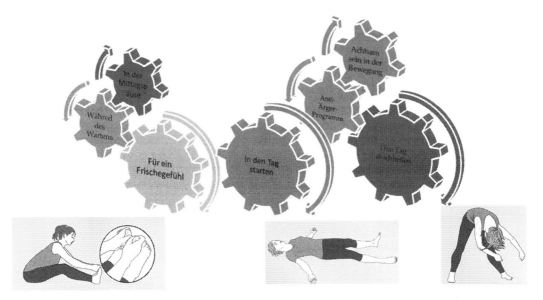

◘ Abb. 18.1 Die Kategorien den 15-Minuten-Tipps im Zusammenspiel

- **Sonnengruß (angelehnt an Nebel 2014)**
  (◘ Abb. 18.2)
- Haupteffekt: Aktivierung
- Schwierigkeitsgrad: ✴✴✴
- Zeitaufwand: ✴✴✴

▪▪ Hauptziel
Energie schöpfen, Dehnung, Lockerung des gesamten Körpers sowie Stärkung des Rumpfes.

▪▪ Bewegungsablauf
Ausgangsposition Stehen Sie aufrecht. Die Füße sind zusammen und die Fersen etwa 2 Finger breit auseinander. Die Arme hängen neben dem Körper. Heben Sie den Brustkorb etwas an und dehnen Sie den Brustkorb, indem Sie ihn beim Einatmen mit Luft füllen. Lassen Sie dabei die Schultern locker hängen und ziehen Sie den Unterbauch leicht ein. Atmen Sie gleichmäßig durch die Nase ein und aus.

Übung
- Atmen Sie *ein* – heben Sie die Arme über die Seiten nach oben und bringen Sie die Handflächen zusammen.
- Atmen Sie *aus* – beugen Sie die Knie und den Oberkörper nach vorne. Bewegen Sie die Hände schulterbreit vor den Füßen auf den Boden. Lassen Sie dabei den Kopf locker hängen.
- Atmen Sie *ein* – heben Sie den Kopf, verlagern Sie Ihr Gewicht auf die Hände und begeben Sie sich in einen Vierfüßlerstand (Unterschenkel auf dem Boden abgelegt).

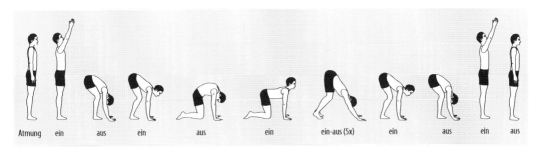

◘ Abb. 18.2 Sonnengruß

- Atmen Sie *aus* – machen Sie einen Katzenbuckel (runder Rücken).
- Atmen Sie *ein* – heben Sie den Kopf, strecken Sie Ihren Rücken lang und kommen Sie in ein leichtes Hohlkreuz. Wiederholen Sie die Bewegung Katzenbuckel-Hohlkreuz 5-mal.
- Stellen Sie die Füße auf, strecken Sie Beine und Arme und schieben Sie das Gesäß nach oben. Lassen Sie den Kopf locker hängen. Atmen Sie 5-mal ein und aus.
- Atmen Sie *ein* – heben Sie den Kopf und laufen Sie in kleinen Schritten nach vorne Richtung Hände.
- Atmen Sie *aus* – kommen Sie in eine Vorwärtsbeuge und lassen Sie den Kopf locker hängen.
- Atmen Sie *ein* – richten Sie den Oberkörper auf, heben Sie die Arme über die Seiten nach oben und bringen Sie die Handflächen zusammen.
- Atmen Sie *aus* – senken Sie die Arme über die Seiten und kommen Sie zurück in die Ausgangsposition.
- Wiederholen Sie den Sonnengruß 5- bis 10-mal.

Variation
Sollte die Synchronisation von Bewegung und Atmung schwer fallen, kann auch während der Bewegungsabfolge gleichmäßig durch die Nase ein- und ausgeatmet werden.

- **Äpfel pflücken (aus Oertel-Knöchel und Hänsel 2016, S. 233) (** Abb. 18.3**)**
  - Haupteffekt: Beweglichkeit
  - Schwierigkeitsgrad: *
  - Zeitaufwand: **

Hauptziel
Allgemeine Aktivierung sowie Dehnung der Rücken- und hinteren Schultermuskeln. Die Übung wirkt aktivierend und hilft bei Verspannungen. Wenn Sie merken, dass Sie sehr angespannt sind, eventuell sogar schon leichte Schmerzen im Nacken- oder Rückenbereich spüren, lohnt es sich, innezuhalten und sich bewusst für diese Übung zu entscheiden. Der Zeitaufwand ist nicht groß – legen Sie eine

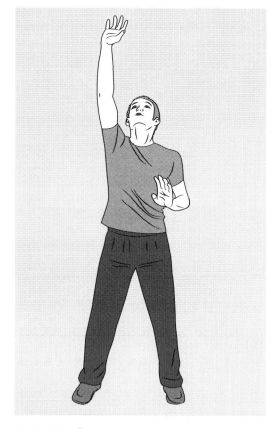

Abb. 18.3 Äpfel pflücken

kurze Pause ein und wirken Sie der Verspannung aktiv entgegen.

Durchführung

Ausgangsposition Stellen Sie sich aufrecht in einen hüftbreiten Stand.

Übung Strecken Sie beide Arme abwechselnd nach oben. Machen Sie sich dabei so groß wie möglich und stellen Sie sich auf die Zehenspitzen. Spüren Sie die Streckung im ganzen Körper. Sie können sich dabei vorstellen, etwas zu greifen, was über Ihrem Kopf hängt (z. B. Äpfel an einem Apfelbaum).

Variation
Gehen Sie dabei durch den Raum oder führen Sie die Übung im Sitzen aus; dabei nur den Oberkörper und die Arme strecken.

18.3 · Die Übungen

18.3.2 In der Mittagspause

Vielleicht kennen Sie das: die Mittagspause ist vorbei und Sie fühlen sich müde und ohne Energie. Hier können kleine Übungen helfen, nach der Pause wieder frisch und mit neuen Kräften den Arbeitstag anzugehen.

- Affenschaukel (angelehnt an Caspari 2016[1]) (◘ Abb. 18.4)
- Haupteffekte: Beweglichkeit, Aktivierung
- Schwierigkeitsgrad: **
- Zeitaufwand: **

■ ■ Hauptziel
Allgemeine Aktivierung, Dehnung der Hüftstrecker und der Gesäßmuskulatur sowie der unteren Rückenmuskulatur.

■ ■ Durchführung

Ausgangsposition Stellen Sie sich aufrecht und hüftbreit hin.

Übung Beugen Sie den Oberkörper langsam nach unten. Arme und Kopf hängen dabei locker nach unten. Beugen Sie den Oberkörper so weit, dass es noch angenehm für Sie ist und Ihr Rücken leicht gebeugt ist. Die Hände berühren den Boden nicht. Beginnen Sie nun, Ihre Arme langsam von rechts nach links zu pendeln. Versuchen Sie dabei, leicht in der Bewegung mit Ihrem Oberkörper mitzugehen.

■ ■ Variationen
- Bewegen Sie sich langsam im Rhythmus der Bewegung mit. Pendeln Ihre Arme nach rechts, können Sie intuitiv Ihren linken Fuß für wenige Zentimeter anheben. Pendeln Ihre Arme nach links, hebt sich Ihr rechter Fuß wenige Zentimeter vom Boden ab. Je nach Pendelrichtung Ihrer Arme hebt sich der gegenseitige Fuß. Bewegen Sie sich dabei auf der Stelle oder Stück für Stück durch den Raum.

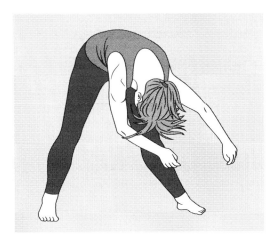

◘ Abb. 18.4 Affenschaukel

- Es kann entspannend sein, dabei bewusst zu atmen und vor allem tief und laut auszuatmen.

18.3.3 Für ein Frischegefühl

Fühlen Sie sich erschöpft und angespannt? Dann können Ihnen die folgende Übung und weitere Übungen im Download-Bereich (Links. ▶ Abschn. 18.2) helfen, neue Energie zu tanken und sich zu entspannen.

- Ohrenmassage (◘ Abb. 18.5)
- Haupteffekte: Entspannung, Aktivierung
- Schwierigkeitsgrad: *
- Zeitaufwand: *

■ ■ Hauptziel
Die Ohrenmassage kann sehr hilfreich sein, um Erschöpfung entgegenzuwirken. Sie wirkt aktivierend und entspannend.

■ ■ Bewegungsablauf
Massieren Sie Ihre Ohren mit Daumen und Zeigefinger, beginnend vom Ohrläppchen dem Außenrand entlang nach oben. Fahren Sie mit Zeige- und Mittelfinger dem Ohr entlang, indem Sie beim Ohrläppchen beginnen und ein V entsteht, sodass sich das Ohr zwischen beiden Fingern befindet. Der Zeigefinger bewegt sich hinter dem Ohr und der Mittelfinger vor dem Ohr auf und ab.

---

1 Caspari, A.M. (2016). Stimme, Präsenz und Präsentation – ein Praxisworkshop. Affenschaukel – Inhalt eines 2.-tägigen Trainings

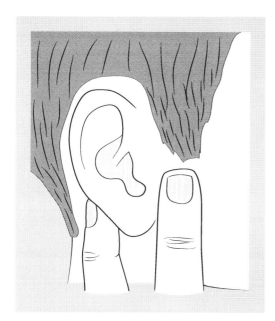

Abb. 18.5 Ohrenmassage

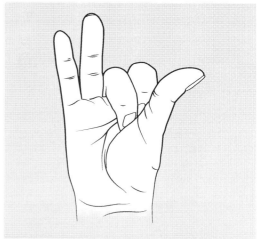

Abb. 18.6 Ausgangshaltung der Finger bei der Wechselatmung

18.3.4 Während des Wartens (in der Schlange, an der Bahnstation oder in der Bahn)

Auch wenn der Tag vollgepackt ist mit Terminen, gibt es doch immer wieder kleine Zeitfenster, in denen Sie Übungen durchführen können, z. B. während Sie auf die nächste U-Bahn warten oder in der Schlange stehen.

- **Wechselatmung (Abb. 18.6)**
- Haupteffekt: Entspannung
- Schwierigkeitsgrad: **
- Zeitaufwand:**

Hauptziel
Die Wechselatmung hilft, die Atmung unter Kontrolle zu bringen, und wirkt entspannend.

Bewegungsablauf

Ausgangsposition Setzen Sie sich aufrecht hin und schließen Sie die Augen.

Übung
- Heben Sie die rechte Hand, bringen Sie sie vor das Gesicht und beugen Sie Zeige- und Mittelfinger zur Handwurzel.
- Legen Sie den rechten Daumen auf das rechte Nasenloch und Ring- und kleinen Finger auf das linke Nasenloch.
- Verschließen Sie das rechte Nasenloch sanft mit dem rechten Daumen und atmen Sie durch das linke Nasenloch gleichmäßig ein.
- Verschließen Sie mit Ring- und kleinem Finger sanft das linke Nasenloch, öffnen Sie das rechte Nasenloch und atmen Sie durch das rechte Nasenloch gleichmäßig aus.
- Halten Sie das linke Nasenloch geschlossen und atmen Sie erneut durch das rechte Nasenloch ein, verschließen Sie das rechte Nasenloch und atmen Sie durch das linke Nasenloch aus.
- Halten Sie das rechte Nasenloch geschlossen und atmen Sie durch das linke Nasenloch ein, verschließen Sie das linke Nasenloch und atmen Sie durch das rechte Nasenloch aus.
- Wiederholen Sie die Wechselatmung für 3–8 Runden.

Variation
Alternativ kann das rechte Nasenloch geschlossen werden und 5-mal durch das linke Nasenloch ein- und ausgeatmet werden. Danach wird das linke Nasenloch geschlossen und 5-mal durch das rechte Nasenloch ein- und ausgeatmet. Die Übung kann auch mit geöffneten Augen durchgeführt werden.

18.3 · Die Übungen

18.3.5 Achtsam sein in der Bewegung

Häufig steht unser Kopf auf „Autopilot". Das heißt, wir denken an Dinge, die wir noch erledigen müssen, oder stellen uns kommende Aktivitäten vor, anstatt uns im „Hier und Jetzt" zu befinden. Achtsamkeit bedeutet, dass wir unsere Aufmerksamkeit auf den aktuellen Moment lenken und uns unserer Sinnesempfindungen bewusst werden. Im Folgenden stellen wir vor, wie Sie Ihre Achtsamkeit trainieren können.

- **Meditatives Gehen**
- Haupteffekt: Entspannung
- Schwierigkeitsgrad: **
- Zeitaufwand: ***

Hauptziel und Anwendung

Das meditative Gehen ist gut geeignet, um morgens in den Tag zu starten oder um ihn abends zu beschließen. Sie können es auch in stressigen Phasen nutzen, um sich für einige Minuten aus der herausfordernden Situation zu nehmen und Ihre Umgebung bewusst wahrzunehmen. Die Übung hilft, um zur Ruhe zu kommen, für sich Bilder der Ruhe oder Entspannung als Ressource zu finden oder auch, um Empfindungen und Gedanken erst einmal neutral und ohne Bewertung wahrzunehmen.

Durchführung

Gehen Sie nach draußen, am besten in die Natur oder einen Park, und versuchen Sie, ganz bei sich und Ihrer Umgebung zu sein. Gedanken kommen und gehen. Lassen Sie sie vorbeiziehen wie Wolken am Himmel. Nehmen Sie wahr, was Sie sehen und wie es Ihnen gerade geht.

Mögliche Leitfragen für den meditativen Spaziergang:
- Was nehme ich gerade wahr? Was sehe, höre, rieche, spüre ich gerade?
- Wo bin ich gerade?
- Was aus der Natur/ aus der Umgebung entspannt mich? Was beruhigt mich?

Empfehlung

Sollten Sie die Übungen mit mehreren Personen durchführen, versuchen Sie, bewusst bei sich und der Umgebung zu bleiben und nicht in das Gespräch mit anderen zu gehen. Schalten Sie dafür Ihr Handy aus oder nehmen Sie es erst gar nicht mit.

18.3.6 Anti-Ärger-Programm

Wenn wir überfordert sind, uns ärgern oder gereizt sind, schlägt sich das auch in unserem Körper nieder. Unsere Muskeln verspannen sich, das Herz und die Atmung gehen schneller. Versuchen Sie mit Übungen aus dieser Kategorie, Ihre Anspannung zu reduzieren. Gerade wenn Sie angespannt sind, ist es sehr hilfreich, sich eine kurze „Auszeit" zu nehmen und bewusst etwas für sich zu tun.

- **Ganzkörperanspannung (aus Drexler 2014, S. 153)**
- Haupteffekt: Entspannung
- Schwierigkeitsgrad: **
- Zeitaufwand: **

Hauptziel

Kurzzeitiger Abbau körperlicher Anspannung.

Durchführung

Diese Übung orientiert sich an den Prinzipien der Progressiven Muskelentspannung (PME) nach Jacobsen.

Sie können die Übung im Stehen sowie auch im Sitzen durchführen. Die Arme befinden sich jeweils seitlich am Körper und sind leicht gebeugt. Ballen Sie beide Hände langsam zur Faust und spannen Sie die Hände, die Unter- sowie Oberarmmuskulatur kräftig an und halten Sie die Spannung … Die Spannung breitet sich langsam aus … spüren Sie der Spannung nach … halten Sie sie noch ein wenig, spannen Sie noch etwas mehr an … atmen Sie dabei weiter.

Lassen Sie beim nächsten Ausatmen alle Muskeln locker und atmen Sie dabei tief wieder aus. Spüren Sie nun der Entspannung nach, atmen Sie ruhig weiter und spüren Sie, wie sich die Entspannung ausbreitet.

Variation

Beugen Sie die Beine bei der Übung leicht, gehen Sie in die Haltung der Kniebeuge und spannen Sie dann die Muskulatur an. Zusätzlich können Sie Ober- und Unterschenkel sowie Bauch- und Rückenmuskulatur anspannen. Gehen Sie beim Loslassen in den geraden

Stand und lassen Sie die Arme locker und seitlich des Körpers hängen.

18.3.7 Den Tag abschließen

Am Ende des Tages kann es sehr wohltuend sein, die Anstrengungen des Tages abzuschütteln und sich noch einmal bewusst zu entspannen.

- **Tiefenentspannung (** Abb. 18.7)
- Haupteffekt: Entspannung
- Schwierigkeitsgrad: *
- Zeitaufwand: ***

Hauptziel

Die Tiefenentspannung setzt einen bewussten Entspannungsimpuls, der die Aktivität des Sympathikus hemmt und auf diese Weise entspannend und beruhigend wirkt.

Bewegungsablauf

Ausgangsposition Rückenlage, Augen geschlossen.

Übung
- Legen Sie die Arme in einer Entfernung von etwa 15 cm neben den Körper. Die Handflächen zeigen nach oben.
- Legen Sie die Beine gestreckt am Boden ab und lassen Sie die Füße locker nach außen fallen.
- Der Kopf ist gerade in der Mitte abgelegt.
- Gehen Sie mit Ihrer Aufmerksamkeit durch die einzelnen Körperteile (Füße, Beine, Gesäß und Hüfte, Rücken, Bauch, Schultern, Arme, Hände und Gesicht) und entspannen Sie bewusst die Muskeln in den jeweiligen Körperteilen, auf die Sie gerade Ihre Aufmerksamkeit gerichtet haben.
- Konzentrieren Sie sich auf Ihren Atem und verbleiben Sie 5–10 min in dieser Stellung.

Variation
Bei Rückenschmerzen kann eine Decke oder ein Kissen unter die Knie gelegt werden.

Zusammenfassung
In diesem Kapitel haben wir Ihnen praktische Übungen an die Hand gegeben, die Sie ohne viel Aufwand durchführen können. Vielleicht gelingt es Ihnen, einige der Übungen zu Ihrer täglichen Routine zu machen. Andere Übungen (z. B. das Anti-Ärger-Programm) können Sie vor allem dann einsetzen, wenn Sie sich angespannt fühlen und eine kurze Auszeit brauchen. Neben den hier vorgestellten Übungen gibt es noch eine Fülle anderer Möglichkeiten, mehr Bewegung in Ihr Leben zu bringen. Das folgende Kapitel soll Sie dabei unterstützen, die geeignete Sportart für sich zu finden

Literatur

Bretz, S. (2004). Das Yoga Vidya Asana-Buch (2. Auflage). Horn Bad-Meinberg: Yoga Vidya.

Drexler, D. (2014). Das integrierte Stressbewältigungs-Programm ISP. Manual und Materialien für Therapie und Beratung. Stuttgart: Klett-Cotta.

Iyengar, B. K. S. (2008). Yoga – Der Weg zu Gesundheit und Harmonie. München: Dorling Kindersley.

Kaluza, G. (2011). Stressbewältigung. Trainingsmanual zu psychologischen Gesundheitsförderung (2. Auflage). Heidelberg: Springer.

Kunert, C. (2008). Dehnen – Lockern – Entspannen. Fit und gesund durch richtiges Stretching. Wiebelsheim: Limpert.

Mittag, M. (2008). Blitzschnell frisch und ausgeglichen: Ihr persönliches 5-Minuten Programm fürs Büro. Frankfurt am Main: Campus.

Nebel, A. (2014). Ashtanga Yoga Innovation (AYI®) Praxisanleitung. Ulm: AYInstitute®.

Oertel-Knöchel, V. & Hänsel, F. (2016). Aktiv für die Psyche: Sport und Bewegungsinterventionen bei psychisch kranken Menschen. Heidelberg: Springer.

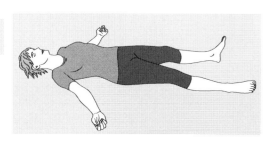

Abb. 18.7 Tiefenentspannung

Das passende Sportangebot bei psychischen Problemen

Miriam Bieber

19.1　Einleitung: Worauf muss ich achten, bevor ich beginne? – 128

19.2　Indikationen und Kontraindikationen – 128

19.3　Entscheidungshilfen zur Auswahl passender Sportarten – 128
19.3.1　Auswahl des Sportvereins – 128
19.3.2　Vor- und Nachteile von Sportangeboten im Einzel- oder Teamsport – 129
19.3.3　Gruppentauglichkeit – 130
19.3.4　Auswahl nach Symptomen und Beschwerden – 130

Literatur – 131

Lernziele

- Erfahren Sie, worauf Sie beim Vorliegen bestimmter psychischer Probleme achten müssen, wenn Sie sich für eine Sportart entscheiden.
- Lernen Sie mögliche Kontraindikationen kennen und erfahren Sie, welche Sportarten für Sie besonders geeignet sind.

19.1 Einleitung: Worauf muss ich achten, bevor ich beginne?

In ▶ Kap. 4 haben wir bereits gezeigt, dass sich die psychische Verfassung deutlich auf das Bewegungsverhalten auswirken kann.

> Obwohl es beim Vorliegen psychischer Probleme oft deutlich schwerer ist, sich zu einer sportlichen Aktivität aufzuraffen, ist es gerade dann besonders wichtig.

Untersuchungen zu sporttherapeutischen Interventionen zeigen, dass einige Eigenschaften sportlichen Trainings psychische Symptome verbessern können (Grawe et al. 1994). Im Folgenden wollen wir Ihnen eine Übersicht geben, worauf Sie achten sollten, wenn Sie sich beim Vorliegen bestimmter psychischer Symptomkonstellationen für eine Sportart entscheiden. Diese sollte zur eigenen Persönlichkeit passen, den eigenen Interessen entgegenkommen und gesundheitlichen Nutzen haben. Die richtige Wahl zu treffen ist folglich nicht ganz einfach. Das Angebot für Sportarten wird immer größer; und wenn man sich psychisch nicht gut fühlt, fällt die Entscheidung besonders schwer. Im Folgenden lernen Sie Entscheidungshilfen kennen, die Sie dabei unterstützen sollen, trotz psychischer Probleme das passende Angebot für sich zu finden.

19.2 Indikationen und Kontraindikationen

Unter **Indikationen** für sportliches Training bei psychischen Störungen versteht man, inwiefern ein sportliches Training geeignet ist, um eine Linderung der Beschwerden zu erzielen. **Kontraindikationen** bzw. **Ausschlusskriterien,** die eine Teilnahme am sportlichen Training nicht möglich oder nur eingeschränkt möglich machen, liegen bei Personen mit psychischen Störungen dann vor, wenn bestimmte Konstellationen ein Risiko für die psychische oder körperliche Gesundheit bedeuten. Dabei wird in relative und absolute Kontraindikationen unterschieden (Oertel-Knöchel und Hänsel 2016; Hölter 2011).

Relative Kontraindikationen – für den Sport erlauben eine Trainingsdurchführung unter besonderen Umständen, wenn der individuelle Nutzen das potenzielle Risiko übersteigt und die Durchführung unter strenger ärztlicher Kontrolle stattfindet.

Absolute Kontraindikationen – für den Sport bedeuten ein Verbot, eine bestimmte Sportart aktuell auszuführen, oder einen momentanen Verzicht auf jegliche sportliche Aktivität aufgrund des psychischen Gesundheitszustands.

Wir raten: Lassen Sie vor der Aufnahme einer neuen Sportart oder einer Veränderung des sportlichen Pensums Ihre Gesundheit von einem Arzt überprüfen. Hören Sie in sich hinein, wenn Sie sportliches Training durchführen, ob das Pensum für Sie angemessen ist oder ob Sie sich selbst zu stark oder zu wenig fordern.. Übermotivierte Personen, die sich von Beginn an sehr stark fordern, erleiden schneller Rückschläge, was zu einem Motivationsverlust führen kann.

Auch psychische Probleme und Beschwerden können so stark ausgeprägt sein, dass eine Teilnahme an einem sportlichen Training nicht möglich ist, etwa, wenn Sie durch Medikamente stark sediert sind. Bei manchen Beschwerden, z. B. starker Energielosigkeit, muss der Übungsleiter oder der Mitsportler zwar darauf eingehen, Sie können aber dennoch – oder sollten unter diesen Umständen auch – beim sportlichen Training dabei sein (Oertel-Knöchel und Hänsel 2016). Lesen Sie ▶ Abschn. 19.3.4 zu sportlichem Training bei psychischen Probleme und Beschwerden.

19.3 Entscheidungshilfen zur Auswahl passender Sportarten

19.3.1 Auswahl des Sportvereins

Wenn Sie sich entschließen, einem Verein oder einer Sportgemeinschaft beizutreten, sollten Sie vorab mit Ihrem Behandler klären, ob der Verein bzw. die von

Ihnen gewählte Sportstätte der geeignete Rahmen für das persönliche Training ist. Bitte berücksichtigen Sie Ihre eigenen Bedürfnisse und Ihre psychischen Beschwerden bei der Auswahl. Bestimmte Vereine bieten spezielle Trainingsprogramme für psychisch belastete Menschen an (in der Regel handelt es sich hier um Behinderten- und Rehabilitationssportverbände). Eine Liste mit Kontaktdaten von möglichen Anbietern können Sie unter extras.springer.com unter Eingabe der ISBN 978-3-662-53937-8 herunterladen. Die Liste ist sicherlich nicht vollständig, sondern soll eine erste Anlaufstelle und Kontaktmöglichkeiten bereitstellen.

19.3.2 Vor- und Nachteile von Sportangeboten im Einzel- oder Teamsport

Sportliches Training kann in verschiedenen Settings und Formen ausgeführt werden. Zum einen kann individuell und alleine trainiert werden, zum anderen aber auch in Gemeinschaft mit anderen und im Team.

> Vor allem gruppenorientierte Formen des Trainings bieten weitere Wirkfaktoren, die zu einer Symptomreduktion beitragen können (Yalom 2003).

Patienten können zum einen mit anderen Menschen zusammen trainieren, die ebenfalls unter psychischen Beschwerden leiden. Dies ermöglicht eine andere Sicht auf das eigene Leiden und die eigene Störung. Der betreffende Patient erkennt durch die Gruppe, dass er nicht alleine mit seinen Beschwerden und Problemen ist und dass sich andere Personen ebenfalls in komplizierten Situationen und Lebenslagen befinden können (Tschuschke 2001). Dies führt gleichzeitig zu einer Reihe von gruppenpsychologischen Prozessen. So findet eine Stärkung der Gruppenzugehörigkeit statt, und Patienten verbessern kommunikative Fähigkeiten sowie Umgangsformen. Durch das entstehende WIR-Gefühl wird die Hilfsbereitschaft verbessert, und viele Patienten stehen in einem engen Austausch miteinander (Tschuschke 2001). Patienten, die von einer sportlichen Intervention profitieren und denen es im Verlauf des regelmäßigen Trainings besser geht, können als Rollenmodelle dienen und anderen Betroffenen Hoffnung auf eine Besserung der Symptome vermitteln. So kann ein Patient oder auch der Therapeut sowie Übungsleiter eine Vorbildfunktion erlangen und den Patienten hinsichtlich seiner sportlichen Intervention motivieren. Die Gruppe ermöglicht es Patienten, offen ihre Gefühle auszudrücken und Regulationsmechanismen zu erfahren.

Ebenso ist es für viele Betroffene wichtig zu erfahren, dass bestimmte Situationen in der Gruppe oder beim Sport, wie z. B. das Verlieren eines Wettkampfs oder Teamspiels, bestimmte Gefühle und Reaktionen auslösen können. In diesem Zusammenhang muss sich jeder einzelne in der Gruppe als Person definieren und seine Rolle finden. Dabei spielen Reaktionen und Verhaltensweisen anderen Personen gegenüber eine zentrale Rolle. Interpersonelles Lernen ermöglicht in diesem Rahmen, eigene Schwierigkeiten im Kontakt oder in Beziehungen mit anderen zu erkennen und zu bearbeiten. Denn häufig treten auch in neuen Gruppen ähnliche Konflikte wie in vorherigen Gemeinschaften oder in familiären Beziehungen auf, da bestimmte konfliktfördernde Verhaltensweisen oder Mechanismen bis dahin nicht reguliert oder verändert wurden (Oertel-Knöchel und Hänsel 2016; Hölter 2011).

Neben all den genannten Wirkfaktoren und positiven Aspekten bei Teamsport gibt es auch einige wichtige Faktoren, die bei Individualsportarten nicht außer Acht gelassen werden sollten.

> Vorteil einer Einzelsportart ist häufig die größere Flexibilität. Patienten können sich völlig auf sich selbst konzentrieren. Ablenkungen von außen, die möglicherweise als störend empfunden werden, sind reduziert.

Patienten, die stark leistungsorientiert sind, sich häufig mit anderen vergleichen und eine perfektionistische Haltung haben, können sich mit Hilfe von Individualsportarten besser auf sich selbst konzentrieren und den eigenen Körper besser wahrnehmen.

Ob nun eine Einzelsportart oder ein Teamsport für Sie geeignet ist, hängt mit Ihren persönlichen Präferenzen und Sportvorerfahrungen zusammen, aber auch mit Ihren psychischen Beschwerden und

Tab. 19.1 Vor- und Nachteile von sportlichem Training in der Gruppe (= Teamsport) und sportlichem Training, das individuell durchgeführt wird (= Einzelsportart)

Vorteile	Nachteile
Teamsport	
Aufbau von Sozialkompetenz möglich	Nicht für alle Patienten realisierbar (z. B. bei aggressivem Verhalten oder geringer Fähigkeit zur Selbstabgrenzung)
Steigerung der Frustrationstoleranz im sozialen Kontext möglich	Die häufig große Heterogenität der Gruppe führt zu Herausforderungen für Bewegungstherapeut/Übungsleiter
Aufbau von Selbstvertrauen im sozialen Kontext möglich	Nicht allen Teilnehmern kann volle Aufmerksamkeit geschenkt werden
Förderung des Anpassungsvermögens, der Rücksichtnahme und Wahrnehmung anderer Gruppenmitglieder möglich	Potenzieller negativer Einfluss einer Gruppe auf den Einzelnen
Förderung der Beziehungsgestaltung möglich	Erfordert Compliance mit Gruppennormen
Knüpfung von Sozialkontakten als Ressource möglich (Yalom 2003)	
Einzelsport	
Individuelles Fokussieren auf den Einzelnen möglich	Ausschließlich der Bewegungstherapeut/Übungsleiter dient als Modell, aber nicht gleichermaßen Betroffene
Flexiblere Termingestaltung möglich	Viele positive Aspekte des Gruppenangebots können hier nicht ausgeschöpft werden
Auch bei Personen möglich, die als nicht gruppentauglich eingeschätzt werden (z. B. aggressives Verhalten, geringe Fähigkeit zur Selbstabgrenzung)	Gewisse Sportarten können nur in einer Gruppe umgesetzt werden (z. B. Mannschaftsspiele)
Schnellerer Vertrauensaufbau zu Bewegungstherapeut/Übungsleiter → intensivere Arbeitsbeziehung	

Ihrem Gesundheitszustand. Dabei hat, wie bereits eingangs erläutert, jede Form des Sports Vor- und Nachteile, die in ◘ Tab. 19.1 nochmals zusammengefasst werfen. Ihre Entscheidung für eine Einzel- oder Teamsportart können Sie dabei gerne mit Ihrem Behandler oder Arzt besprechen. Hilfreich bei Teamsportarten ist beispielsweise, sich einen Verein, die Örtlichkeiten, Gruppenangebote und Trainingszeiten zunächst in einer „Schnupperstunde" anzuschauen und so einen ersten Eindruck vom Training zu erhalten.

Jede Form des Trainings ist an Vor- und Nachteile auf verschiedenen Ebenen wie Organisation und Motivation geknüpft. Auch beachtet werden sollte die persönliche gesundheitliche Verfassung im Hinblick auf die Wahl des Sportsettings.

19.3.3 Gruppentauglichkeit

◘ Tab. 19.2 nennt die Indikations- bzw. Kontraindikationskriterien für sportliches Training im Gruppensetting und zeigt, in welchen Situationen und für welche Personengruppen ein individuelles Training ratsam ist und wann Teamsport empfohlen wird (angelehnt an Oertel-Knöchel und Hänsel 2016; Hölter 2011 und Yalom 2003).

19.3.4 Auswahl nach Symptomen und Beschwerden

Nicht nur bestimmte Symptome hinsichtlich einer Gruppentauglichkeit können eine Determinante in der Sportwahl darstellen. Auch die Diagnose einer psychischen Erkrankung kann zu bestimmten Kontraindikationen für sportliches Training führen oder aber bestimmte Sportarten gerade besonders tauglich machen.

Absolut kontraindiziert ist Sport, wenn Sie unter akuten psychotischen Symptomen (z. B. Verfolgungsideen, Stimmen hören) leiden, sich sehr aggressiv und gereizt fühlen oder wenn akute Suizidalität vorhanden ist. Auch wenn jemand akut alkoholisiert ist oder unter dem Einfluss von Drogen steht, führt zu einem Ausschluss von sportlichem Training.

Tab. 19.2 Indikationskriterien bzw. Kontraindikationskriterien für sportliches Training im Gruppensetting

Indikation	Kontraindikationen
Fähigkeit, das Gruppenziel/die Gruppenaufgabe zu erreichen	Unfähigkeit, die Gruppensituation zu tolerieren
Motivation, sportliches Training im Gruppensetting auszuführen	Wahrscheinlichkeit, eine abweichende Rolle zu übernehmen
Zustimmung, regelmäßig am Training in der Gruppe teilnehmen zu wollen	Große Schwierigkeiten, Gruppenregeln zu akzeptieren
Übereinstimmung der Patientenprobleme mit den Zielen der Gruppe	Deutliche Inkompatibilität mit einem oder mehreren Gruppenmitgliedern
Minimalniveau an interpersonellen sozialen Fähigkeiten	Probleme mit Selbstöffnung
Positive Erwartungshaltung gegenüber dem sportlichen Training in der Gruppe	Schwierigkeit mit Nähe
	Allgemeines soziales Misstrauen
Bereitschaft, anderen helfen zu wollen	Tendenz, sehr unterwürfig oder sehr feindselig zu sein

In der „Übersicht Kontraindikationen und Indikationen" im Download-Bereich (Link s. ▶ Abschn. 19.3.1) finden Sie psychische Symptome, die bei Depressionen, Burnout und Ängsten auftreten können, zusammen mit den relativen Kontraindikation aufgeführt. Bitte nehmen Sie sich einen Moment Zeit und überlegen Sie, welche Kontraindikationen für Sie zutreffen und was Sie gegebenenfalls dagegen tun können. Die Übersicht dient einer vorläufigen Information, jedoch müssen etwaige individuelle Kontraindikationen trotzdem noch mit dem behandelnden Arzt besprochen werden (Oertel-Knöchel und Hänsel 2016; Hölter 2011).

Zusammenfassung

Im vorliegenden Kapitel haben wir Ihnen Anregungen gegeben, wie Sie trotz psychischer Probleme die passende Sportart für sich finden können. Sportliche Betätigung kann psychische Symptome lindern, wenn man anhand der genannten Auswahlkriterien die geeignete Sportart wählt.

Literatur

Grawe, K., Donati, R. & Bernauer, F. (1994). Psychotherapie im Wandel – Von der Konfession zur Profession. Göttingen: Hogrefe.

Hölter, G. (2011). Bewegungstherapie bei psychischen Erkrankungen – Grundlagen und Anwendung. Köln: Deutscher Ärzte-Verlag.

Oertel-Knöchel, V. & Hänsel, F. (2016). Aktiv für die Psyche: Sport und Bewegungsinterventionen bei psychisch kranken Menschen. Heidelberg: Springer.

Tschuschke, V. (2001). Praxis der Gruppenpsychotherapie. Stuttgart: Thieme.

Yalom, I. D. (2003). Theorie und Praxis der Gruppenpsychotherapie. Stuttgart: Pfeiffer.

Zusammenfassung: Die praktische Umsetzung

Silke Matura, Viola Oertel

Lernziel
- Überlegen Sie noch einmal in Ruhe, was Sie aus Sektion III dieses Ratgebers konkret für sich mitnehmen können, um Ihren Alltag sportlicher zu gestalten.

Damit Sie Ihr neu erworbenes Wissen jetzt konkret in die Praxis umsetzen können, machen Sie sich hier eine Liste der Dinge, die Sie künftig in Ihren Alltag integrieren möchten, um sich mehr zu bewegen:

? **Ich nehme mir vor, folgende Dinge in den Alltag zu integrieren:**

Alltagsaktivität: _____

Berufliche Aktivität: _____

Freizeit- und sportliche Aktivität: _____

In ▶ Kap. 18, „**Bewegungen für zwischendurch: 15-Minuten-Tipps**", haben Sie einige Übungen kennengelernt, die Sie bequem von zu Hause aus oder im Büro durchführen können. Auch wenn sich beim Warten in der Schlange oder auf die U-Bahn ein kurzes Zeitfenster ergibt, lassen sich einige der Übungen durchführen. Notieren Sie sich hier, für welche Übungen Sie sich entschieden haben und womit Sie beginnen möchten:

? **Folgende Übungen möchte ich gerne ausprobieren:**

In den Tag starten: _____

Aktivieren und Lockern: _____

In der Mittagspause: _____

Für ein Frischegefühl: _____

Während des Wartens: _____

Achtsam sein in der Bewegung: _____

Anti-Ärger-Programm: _____

Den Tag abschließen: _____

Neben mehr Alltagsbewegung und den praktischen Übungen, die wir Ihnen vorgestellt haben, möchten Sie vielleicht noch eine bestimmte Sportart aufnehmen: In ▶ Kap. 16, „**Sportliche Aktivität: Mein Sporttyp**", wurden Ihnen verschiedene Leitfragen vorgestellt, die Sie dabei unterstützen können, eine Sportart für sich zu finden, die besonders viele Ihrer Vorlieben trifft. Machen Sie sich noch einmal bewusst, welche Dinge Ihnen bei der Auswahl der Sportart besonders wichtig sind.

? **Tragen Sie hier ein: Das sollte eine Sportart, die ich wähle, erfüllen (z. B. Teamsport, Wettkampfformat, im Freien etc.). Nehmen Sie sich dazu noch einmal die Leitfragen aus ▶ Kap. 16 vor.**

_____

_____

Vielleicht haben Sie jetzt schon eine Auswahl möglicher Sportarten für sich getroffen, die besonders gut zu Ihnen passen. Das ▶ Kap. 17, „**Sportliche Aktivität: Auswahl passender Sportarten**", stellt praktische Auswahlkriterien vor, die die Suche nach der geeigneten Sportart weiter unterstützen können. Am Ende dieses Kapitels ist es Ihnen hoffentlich gelungen, die geeignete Sportart für Sie zu identifizieren.

? **Tragen Sie hier ein: Für diese Sportart(en) habe ich mich entschieden:**

_____

Manchmal stehen uns psychische Probleme im Wege, die die Ausführung von Sport erschweren. Dazu können Konzentrationsprobleme, Ängste oder Überforderung gehören. Das ▶ Kap. 19, „**Das passende Sportangebot bei psychischen Problemen**", greift einige Symptome psychischer Erkrankungen auf und gibt Hinweise, worauf Sie bei der Auswahl eines Sportangebotes achten sollten, falls diese Symptome bei Ihnen vorliegen.

Zusammenfassung

Sie sind nun am Ende unseres Ratgebers angekommen. Wir hoffen, dass Sie einige konkrete Anregungen für sich mitnehmen konnten, wie Sie mehr

Zusammenfassung: Die praktische Umsetzung

Bewegung in Ihren Alltag integrieren können, und einige Übungen für sich gefunden haben, die Ihnen zusagen. Vielleicht haben Sie sich entschieden, eine neue Sportart auszuprobieren. Nicht jedes Vorhaben setzen wir am Ende auch in die Tat um. Wir hoffen, dass Ihnen dieser Ratgeber genügend Anregungen geben konnte, damit es nicht nur beim Vorhaben bleibt, und wünschen Ihnen viel Spaß in einem sportlich aktiven Alltag! Zu guter Letzt möchten wir, dass Sie sich noch einmal ganz bewusst sagen: **Ich bin bereit für meinen neuen sportlich aktiven Alltag!**

Printed in Poland
by Amazon Fulfillment
Poland Sp. z o.o., Wrocław